CONTRIBUTION A L'ÉTUDE

DE LA

"PARALYSIE SPINALE AIGUË DE L'ADULTE"

ET DE SA NATURE

Frédéric-Georges-Henry EDWARDS

DOCTEUR EN MÉDECINE DE LA FACULTÉ DE PARIS

ANCIEN EXTERNE DES HÔPITAUX ET DE LA MATERNITÉ

DE L'HÔPITAL DE LA CHARITÉ

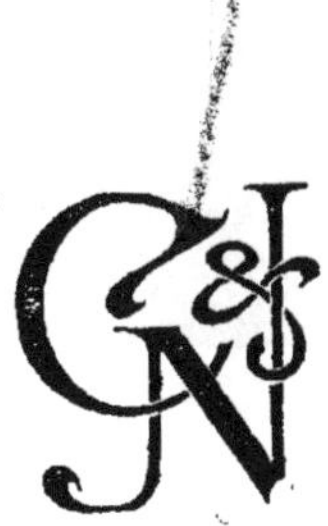

PARIS

Georges CARRÉ et C. NAUD, Editeurs

3, RUE RACINE, 3

—

1898

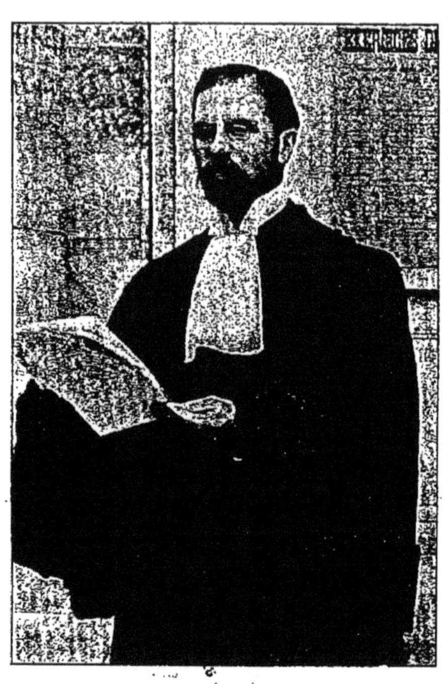

CONTRIBUTION A L'ÉTUDE

DE LA

"PARALYSIE SPINALE AIGUË DE L'ADULTE"

ET DE SA NATURE

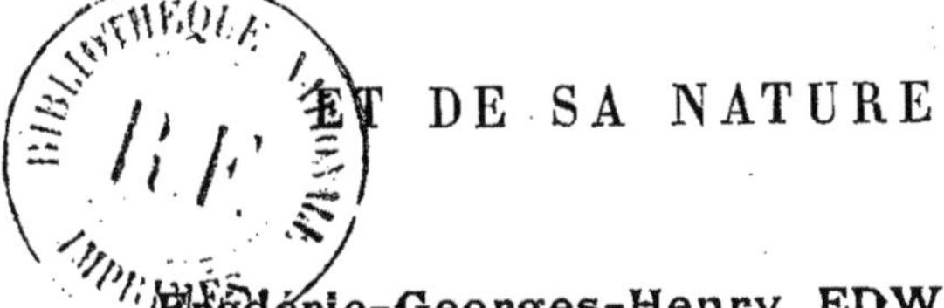

Frédéric-Georges-Henry EDWARDS

DOCTEUR EN MÉDECINE DE LA FACULTÉ DE PARIS

ANCIEN EXTERNE DES HÔPITAUX ET DE LA MATERNITÉ

DE L'HÔPITAL DE LA CHARITÉ

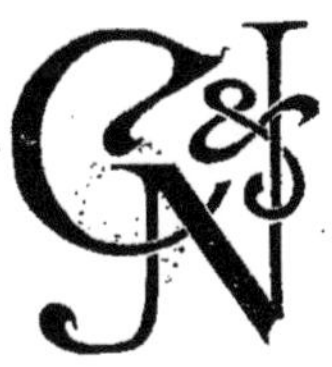

PARIS

GEORGES CARRÉ ET C. NAUD, ÉDITEURS

3, RUE RACINE, 3

—

1898

DU MÊME AUTEUR

Critique littéraire et Réflexions, in Revue *Les Causeries familières* de Mme L. d'ALQ, 27 novembre 1892.

Études et Réflexions sur une question sociale, in Revue *Les Causeries familières* de Mme L. d'ALQ, *a)* 18 décembre 1892 ; *b)* 8 janvier 1893 ; *c)* 22 janvier 1893.

De la reprise de la Symphyséotomie, trad. de l'Anglais, in *Archives générales de médecine*, octobre 1895.

A MON PÈRE W.-T.-A. EDWARDS

« DOCTEUR EN MÉDECINE LAURÉAT » DE LA FACULTÉ DE PARIS

MEMBRE DU « CONSEIL LÉGISLATIF » ET DU « CONSEIL EXÉCUTIF »

DE L'ILE MAURICE, ETC., ETC.

AVANT-PROPOS

L'auteur de cette thèse inaugurale, né le 14 novembre 1871, à l'île Maurice, fit ses premières études dans l'île, au collège Royal, jusqu'à la classe préparatoire du Matriculation (examen de l'Université de Londres).

Depuis mai 1889, fixé à Paris, il prit, successivement, dans les différentes Facultés de cette ville les titres de :

Bachelier ès lettres en juillet 1892 ;

Bachelier ès sciences (physiques et naturelles) en avril 1893 ;

Externe des Hôpitaux (après concours) en janvier 1896 ;

Docteur en médecine en juillet 1898, après avoir soutenu la présente thèse et obtenu la mention « Très bien ».

PREFACE

Parvenu à la fin de nos études médicales et sur le point de quitter ce beau Paris, où nous laissons tant d'amitiés et de souvenirs heureux, qu'ils nous soit permis d'adresser ici à nos maîtres, l'expression de nos remerciements pour les conseils qu'ils n'ont cessé de nous donner et pour la bienveillance qu'ils nous ont toujours montrée.

Nous tenons plus particulièrement à exprimer notre reconnaissance à M. G. BALLET, professeur agrégé et médecin de l'hôpital Saint-Antoine, dont nous avons été l'élève, en 1895, et l'externe, en 1898, et, de plus, à qui nous sommes redevable du sujet de notre thèse.

M. PORAK, accoucheur de l'« École de la Maternité » de Paris, a été pour nous un maître excellent durant notre externat à la « Maternité de l'Hôpital de la Charité », en 1896.

Nous avons conservé un très bon souvenir de notre externat, en 1897, dans le service de M. TUFFIER, professeur agrégé et chirurgien de l'Hôpital de la Pitié, où nous avons pu nous « faire la main » à la pratique de la chirurgie.

Nous sommes, en outre, très flatté de ce que
M. RAYMOND, professeur de clinique des maladies nerveuses de la Faculté de Paris et médecin de l'Hospice
de la Salpêtrière, nous ait fait le grand honneur d'ac-
cepter la présidence de notre thèse.

Enfin que MM. DUPLAY, MONOD et LYOT, qui ont
complété nos études en chirurgie; PINARD, en accou-
chement ; HANOT, CHAUFFARD, GOURAUD, OULMONT et
KLIPPEL, en médecine; CHANTEMESSE, en maladies infectieuses; SEVESTRE et JULES SIMON, en maladies des
enfants; BESNIER et TOURNIER en maladies de la peau ;
ROUX, de l'Institut Pasteur, en bactériologie; PANAS, en
maladies des yeux; BONNEFIN, en électrothérapie, re-
çoivent ici l'assurance que nous conserverons d'eux un
excellent souvenir.

INTRODUCTION

Ayant eu l'occasion, pendant le cours de nos études médicales dans le service de M. Ballet, d'observer deux cas de poliomyélite antérieure aiguë et un cas de polynévrite motrice et ayant été frappé par la ressemblance clinique de ces trois malades qui, à part, quelques signes secondaires, présentaient le tableau de la « paralysie spinale aiguë de l'adulte », nous avons pensé qu'il y aurait peut-être lieu de ne pas séparer l'une de l'autre, deux affections d'une similitude aussi grande.

Cette opinion s'est trouvée confirmée lorsque M. Ballet, d'une part, et la lecture des auteurs, d'autre part, nous eurent appris que le diagnostic de la « poliomyélite antérieure » et de certaines « polynévrites motrices » était souvent impossible, tout au moins pendant la plus grande partie de l'évolution de la maladie.

Cette difficulté explique la divergence des auteurs: les uns tenant la « paralysie spinale aiguë de l'adulte » pour une poliomyélite, et les autres pour une polynévrite,

Nous avons pensé, avec M. G. Ballet, qu'il vaudrait peut-être mieux comprendre le problème différemment ; et que, au lieu de prendre parti pour l'une des deux opinions, il serait préférable de considérer la « paralysie spinale aiguë de l'adulte », non plus, comme une maladie distincte, mais comme un *syndrome qui traduirait, cliniquement, tantôt une lésion des cornes antérieures de la moëlle, tantôt une lésion des nerfs moteurs périphériques.*

C'est l'opinion que nous avons cherché à démontrer dans cette thèse.

Dans un *premier chapitre,* nous commençons par une *description succincte* de la « paralysie spinale aiguë de l'adulte » ; puis nous en faisons l'*historique* ; enfin, nous posons nettement le *problème* que nous devrons résoudre dans cette thèse.

Le *second chapitre* est réservé à la clinique. Il comprend l'*exposé* de différents cas de « paralysie spinale aiguë de l'adulte », et la démonstration que l'observation clinique est en faveur de la thèse que nous soutenons.

Le *troisième chapitre* est occupé par l'*anatomie pathologique.* Nous insistons peu sur la *polynévrite* dont les lésions principales sont généralement admises, mais nous nous étendons longuement sur la *poliomyélite* en reproduisant les *cinq* seules autopsies que nous avons trouvées dans la science.

Nous y avons ajouté les *deux nécropsies d'animaux,* faites par Caverley (1), au cours d'une même épidémie de poliomyélite et de polynévrite, qui frappait les

---

(1) The journal of the American Méd. Association, 1896, vol. 26 n° 1.

hommes et les animaux simultanément; ainsi que le *fait expérimental* de MM. G. Ballet (1) et Lebon. *Tous ces faits confirment les prévisions de la clinique, et établissent la réalité de la thèse que nous soutenons.*

L'étiologie et la *pathogénie* occupent le *quatrième chapitre*; le *pronostic* le *cinquième*; le *diagnostic* le *sixième*: nous avons surtout insisté sur la *nécessité* de différencier le plus tôt possible la *poliomyélite* de la *polynévrite,* en raison de l'*importance pronostique.* Enfin, nous signalons le *traitement* dans un *septième chapitre* et nos *conclusions* terminent l'ouvrage.

Suivent 6 observations, n°s 13, 14, 15, 16, 17 et 18.

Nous avons fait tous nos efforts pour que notre *Bibliographie* soit aussi complète que possible: nous espérons y être parvenu.

Cette *thèse* repose principalement sur un ensemble de dix-huit observations qui se trouvent toutes reproduites soit dans le cours de l'ouvrage, soit à sa fin. Nous avons pensé qu'étant donné que la polynévrite motrice est admise par le plus grand nombre des auteurs, il n'était pas nécessaire de reproduire la plupart des observations qui en ont été publiées. Aussi, nous sommes-nous contenté de *quatre*, l'une qui nous est *personnelle* (2) du service de M. Ballet (Obs. 3). Celle qui a été publiée par M. Déjerine avec autopsie porte le n° 6.

---

(1) Leçons de clinique médicale. Des myélites expérimentales. Paris, 1898. O. Doin, éd.

(2) Elle a été l'objet d'une leçon (inédite) de M. G. Ballet, à l'hôpital Saint-Antoine, en février 1897.

PRÉAMBULE

Duchenne, de Boulogne, a décrit, sous le nom de
« paralysie spinale aiguë de l'adulte » (par analogie avec
celle de l'enfant), une affection, qui est caractérisée
par l'apparition d'une paralysie flaccide, frappant à la fois
un grand nombre de muscles, survenue brusquement
avec perte des réflexes et diminution, puis disparition
des réactions électriques, à début fébrile ou non, sans
trouble de la sensibilité, ni des sphincters; puis par la
disparition progressive de cette paralysie d'un certain
nombre de muscles, en même temps que d'autres
s'atrophient; par la localisation définitive de la paralysie
à quelques muscles qui dégénèrent et déterminent une
impotence marquée; enfin, longtemps après, par des
troubles trophiques et des déformations qui apparaissent, à l'endroit paralysé, du côté des parties molles et
du squelette.

Nous reproduisons l'observation fort complète que M. Raymond (1) a publiée dans son livre (Obs. 5).

Enfin la quatrième est celle d'un enfant (Obs. 11) prise parmi les 10 cas de « polynévrite motrice aiguë », chez des enfants, publiés par Hammond : nous avons voulu, en reproduisant cette dernière, montrer que l'analogie de la « paralysie spinale aiguë de l'adulte » avec la « paralysie infantile » se poursuivait encore ici ; et que chez l'enfant, la « paralysie » pouvait aussi n'être due qu'à une polynévrite. Mais ce problème étant en dehors du cadre de notre étude, nous n'avons pas cherché à le résoudre. Nous l'indiquons simplement ici. Nous avons tenu, au contraire, à apporter le plus grand nombre de faits en faveur de la poliomyélite, car il nous fallait prouver son existence niée par beaucoup d'auteurs. Nous avons réuni les cinq seules autopsies qui en aient été faites (Obs. 4, 7, 8, 9, 10). Nous avons réuni, en outre, cinq cas cliniques qui nous ont paru irréfutables, dont deux cas (Obs. 1 et 2) nous sont personnels et inédits, du service de M. Ballet (2).

En résumé, après un exposé de la question et un tableau clinique de la « paralysie spinale aiguë de l'adulte » nous avons démontré, de par la *clinique* et *l'anatomie pathologique* que la maladie de Duchenne n'était qu'un *syndrome répondant tantôt à une poliomyélite tantôt à une polynévrite.*

----

(1) Clinique des mal. du syst. nerv., t. II, 1897.

(2) L'observation n° 1 a été l'objet d'une leçon (inédite) de M. G. Ballet, à l'hôpital Saint-Antoine, en février 1897.

HISTORIQUE

Déjà, en 1868, Moritz Meyer (1) avait entrevu cette affection. Il s'est borné à la signaler sans la décrire. Duchenne (2), de Boulogne, en a donné, en 1872, une description parfaite. Il alla même plus loin ; il l'identifia avec la paralysie infantile en lui attribuant, *à priori*, les mêmes lésions des cornes antérieures de la moelle.

Il la dénomma, en conséquence, « paralysie spinale aiguë de l'adulte ».

Bien qu'il n'y eût pas encore d'autopsie pour confirmer les vues de Duchenne, ces dernières furent admises, sans contestation, jusqu'à la découverte des polynévrites. D'autant plus, que les travaux de Charcot, Vulpian, Prévost et Joffroy leur donnèrent plus de vraisemblance, en établissant bien la relation qui existe entre l'atrophie musculaire et la lésion des cornes antérieures de la moelle. Mais, cela ne suffisait pas.

L'année suivante (1873), Gombault (3) apporte une

---

(1) Die Electricitact in ihrer Anwendung an die practische medic. 3ᵉ auflage. Berlin, 1868, p. 209.

(2) Traité de l'électrisation localisée. Paris, 1872, p. 438.

(3) *Archives de physiologie*, 1873, p. 80.

autopsie. Il croit que les lésions médullaires qu'il y a observées sont celles que l'on attend pour la confirmation des idées de Duchenne. Plusieurs auteurs les acceptent et Kussmaül propose, vu l'identité des lésions de la paralysie de l'adulte et de celle de l'enfant, de donner aux deux affections un même nom; à savoir : « poliomyélite antérieure aiguë ».

D'autre part, Petitfils, dans sa thèse de Paris, la même année, sous l'inspiration de Charcot, réunit la « paralysie spinale aiguë de l'adulte » et la « paralysie de Landry », et se basant sur l'examen anatomique de Kiener il attribue ces affections à l'atrophie aigüe des cellules motrices de la moelle. En 1883 Schultze(1), puis Immerman (2) (1885), émettent la même opinion.

Westphal(3) en 1877 avait déjà combattu cette opinion. Pour lui ce sont deux affections distinctes et la « paralysie spinale aiguë de l'adulte » doit en être séparée.

Mais, Vulpian (4), la même année, se prononçait en faveur de la réunion des deux affections.

Sur ces entrefaites, voilà que les polynévrites sont découvertes par Eichhorst(5). Elles vont tendre à tout embrasser.

---

(1) *Berlin. klin. Wochensch.*, nº 39, p. 593.
(2) *Neurologisches Centralblatt*, nº 13, p. 304.
(3) *Archiv. für Psychiatric und Nervenker.* 1876, t. VI, fasc. 3, p. 765.
(4) Mal. du syst. nerveux, t. I, p. 192.
(5) *Virchow's Archives*, t. 69, fasc. 2, p. 265.

Roth (1) confirme leur existence en 1883. Déjerine (2) en 1878 avait hésité à les confirmer (il croyait qu'il devait exister des lésions médullaires qu'une nouvelle technique révèlerait).

En 1883, Strumpell (3) croit aussi à l'existence de la polynévrite dans certains cas. Vierordt (4) est de la même opinion.

En 1887, Pitres et Vaillard (5) apportent de nouveaux faits en faveur de la polynévrite. Ils démontrent, en outre, la gravité de cette affection qui peut tuer en 24 heures.

En 1889, Nauwark et Barth (6) confirment à nouveau l'existence de la polynévrite.

Déjà en 1884, Leyden (7) avait publié un mémoire remarquable en faveur de la polynévrite comme lésion de la « paralysie spinale aiguë de l'adulte ». Il s'appuyait sur le fait d'Eisenlohr (1879) et sur deux faits qui lui étaient personnels.

Les partisans de la poliomyélite, ébranlés, cédèrent malgré les observations de Schultze (8) qui, en 1876, en avait publié la première autopsie; de Robert Edes (9),

---

(1) *Correspondengblatt für schweimer Arzte*, n° 13.
(2) *Thèse*, Paris.
(3) *Archiv. für Psychiatrie*, t. XIV, fasc. 2, p. 339.
(4) *Ibid.*, p. 678.
(5) *Archives de physiologie*, 1887, t. I, p. 149.
(6) *Ziegler's Beiträge fur pathologischen Anatomie*, t. V, p. 1.
(7) Ueber poliomyelitis und Neuritis. 3e Congrès de méd. int. Berlin, 1884.
(8) *Virchow's Archives*, t. 68, p. 128 et t. 73, p. 443.
(9) *Boston med. et Surgical Journ.*, 24 juillet 1879.

en 1879, la seconde; et de Friedlander(1), la troisième,
en 1882. Ces autopsies, survenant trop longtemps après
le début de la maladie, ne présentaient que des lésions
plus ou moins anciennes, peu faites pour entraîner la
conviction. La polynévrite, au contraire, paraissait plus
séduisante. Il semblait que désormais l'hypothèse de
Duchenne allait passer dans l'oubli, lorsque Rissler(2),
en 1888, apporta une autopsie, faite en pleine évolution
de la « paralysie spinale aiguë de l'adulte », qui cette
fois donna complètement raison à Duchenne. Les partisans de la poliomyélite reprirent alors confiance et la
conviction se fit, quand Williamson(3), en 1890, publia
une cinquième autopsie, positive, contenant, non plus
des lésions plus ou moins cicatrisées ou trop jeunes
(Rissler), mais des lésions en pleine activité.

Les partisans de la polynévrite ne désarmèrent pas.
Ils nièrent l'interprétation que l'on donnait des lésions
observées dans les racines antérieures de la moelle.

Mme Déjerine-Klumpke(4), en 1889, affirme que la
polynévrite motrice rappelle tantôt le tableau de la
« paralysie de Landry », tantôt celui de la « paralysie
spinale aiguë de l'adulte ».

L'année suivante, en 1890, M. Déjerine(5) publie
l'autopsie d'un malade atteint de « paralysie spinale

---

(1) *Virchow's Archives*, 1882, t. 88, p. 84.

(2) *Nordiskt medecin. Archiv.*, t. 20, n° 22, obs. 3.

(3) *Med. Chron.*, septembre 1890.

(4) *Thèse*, Paris.

(5) *Archives de physiologie*, 1890, n° 2 ; 5e série, t. 2, p. 248

aiguë » qui ne présentait que des lésions de polynévrite.
La même année, la valeur de cette observation est niée
par Blocq (1).

, De part et d'autre on possède maintenant des faits
positifs. Il semble. donc que la solution du problème
ne doive pas être proche.

C'est alors que surgit une troisième opinion et que
commence une nouvelle ère : celle de la conciliation.
Eisenlohr (2), en 1890, montre que.le syndrome clinique
de la « paralysie de Landry » est tantôt une polynévrite,
tantôt une poliomyélite. M..Raymond (3), en 1896, faisant
de même avec la « paralysie spinale aiguë de l'adulte »,
émet l'opinion suivante : « La cellule motrice et le
cylindraxe sont un tout, autrement dit une unité anatomique : c'est le *neurone périphérique*. Aussi qu'importe
que ce soit le cylindraxe ou la cellule de lésé primitivement, puisque c'est toujours le même organe, le
neurone périphérique qui est atteint. Il n'y a là qu'une
modalité d'un même processus morbide. »

II

Plus récemment, en 1897, dans une leçon qu'il a
faite à l'hôpital Saint-Antoine, M. Gilbert-Ballet (4), s'est

------

(1) *Bulletin médical*, n° 32, 1890.
(2) *Deutsche medicin. Wochensch.*, n° 38, p. 841.
(3) Clin. des mal. du syst. nerveux, t. II, leçon I, 1896.
(4) Leçons inédites professées en février 1897.

attaché à montrer que le *syndrome « paralysie spinale aiguë de l'adulte » correspond, en vérité, tantôt à des lésions de poliomyélite tantôt à des lésions de polynévrite.*

Le problème semblerait désormais résolu et il n'y aurait plus lieu de faire de la « paralysie spinale aiguë de l'adulte » soit exclusivement une polynévrite, soit une poliomyélite, mais bien un *syndrome commun aux deux lésions. C'est la thèse que nous allons soutenir.*

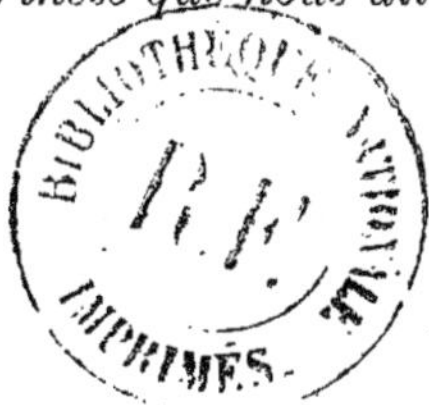

CLINIQUE

Voyons tout d'abord ce que nous enseigne la clinique, et examinons différents malades ayant présenté le « syndrome paralysie spinale aiguë de l'adulte » :

OBSERVATION I *(inédite, personnelle).*

Poliomyélite.

Service de M. BALLET, hôpital Saint-Antoine.

Jeanne S..., 20 ans.

Rien à relever dans les antécédents héréditaires ou personnels.

Le 13 avril 1896, après une contrariété survenue la veille, elle est prise de *céphalalgie* et de *douleurs à la gorge* qui semblent avoir peu gêné la déglutition, mais avoir gêné la parole et altéré la voix. Un peu de *fièvre*.

Le lendemain matin, au réveil, les douleurs de gorge ont disparu, mais elle ressent une *grande faiblesse* des membres inférieurs ; la malade peut cependant se lever et marcher, mais avec difficulté. Au bout d'une heure les jambes fléchissent et la malade tombe. A partir de ce moment la *paraplégie* est complète et absolue.

Seuls les *orteils* du côté droit pouvaient faire quelques mouvements. Paraplégic *flasque*. Réflexes absents. Pas de troubles de la *sensibilité*. Pas de troubles des *sphincters*.

Au début pas de *douleurs,* mais un mois après, vers le milieu de mai, la malade a commencé à ressentir de fortes douleurs. En apparence sur le trajet des *sciatiques,* particulièrement au niveau des *mollets.* Douleurs *térébrantes* revenant par crises, assez fortes pour troubler le sommeil. Ces douleurs durèrent un mois environ, jusque vers le milieu de juin.

Pendant les premiers temps du début de son affection la malade aurait eu de l'*œdème* des membres inférieurs ; la pression laissait l'empreinte des doigts.

A la fin de juin, *la motilité* a commencé à revenir à droite.

Le 29 juillet (époque de l'entrée de la malade à l'hôpital), on constate, en effet : que la malade peut fléchir et allonger la jambe droite et remuer le pied. Cependant la jambe droite n'est pas assez forte pour la soutenir et il lui est impossible de se tenir debout.

A ce moment on relève l'existence d'une *atrophie musculaire,* portant sur les muscles des cuisses et des jambes et sensiblement égale des deux côtés.

En septembre, la jambe droite avait gagné 3 centimètres en circonférence ; donc de ce côté l'*atrophie* battait en retraite comme la *paralysie.* Les réactions électriques sont revenues à droite et l'amélioration des mouvements et de la nutrition se poursuivent.

Dans l'intervalle, vers le milieu d'août, la malade est reprise de *céphalalgie, fièvre légère* et *mal de gorge.* Quelques jours après, *strabisme* divergent de l'œil droit, très visible, sans diplopie.

Vers le 20 septembre, faiblesse du bras droit. Laisse tomber les objets quand elle ne regarde pas. Bras gauche aussi un peu faible. En même temps, légère *rechute* dans les membres inférieurs.

En novembre, *légère parésie faciale droite.*

Vers le 11 novembre, *douleurs* des membres supérieurs exaspérées par la pression, sans gonflement (coude, poignet et main), à certains jours *strabisme* interne de l'œil gauche (sans diplopie).

État le 15 février 1897. — 10 mois après le début de la maladie.

Motilité *au lit.* — Membre inférieur gauche (quelques mouvements dans les adducteurs et les muscles postérieurs de la cuisse). Membre inférieur droit exécute bien tous les mouvements.

Assise. — *Membre gauche* tombe flasque (membre de polichinelle), le pied ballotte si on le secoue.

Membre droit. — Tous les mouvements sont possibles mais faibles.

Debout. — Possible sur le membre droit seulement et encore s'appuyant sur une chaise. Le membre gauche se dérobe, il n'offre aucun point d'appui.

Le réflexe rotulien est revenu à droite, absent à gauche. Atrophie musculaire très notable à gauche ; elle porte sur les muscles de la jambe et de la cuisse.

Réactions électriques.

1) *Sensibilité* conservée des deux côtés, donc peau est sensible.

2) *Résistance* augmentée à gauche. Cela tient à la circulation défectueuse.

3) *R. Neuro-musculaires.*

Droite.	Nerf.	Faradique (crurale et péronier $<$	
		Galvanique.	NF. $>$ PF. Normal.
	Muscles.	Faradique $<$	
		Galvanique.	NF $>$ PF.
Gauche.	Nerf.	Faradique.	Abolies.
		Galvanique.	
	Muscles.	Faradique.	Abolie.
		Galvanique.	PF $>$ NF.

Aux membres supérieurs, la sensibilité, la résistance et les réactions neuro-musculaires sont normales. D'ailleurs tous les troubles du côté des membres supérieurs et de la face n'ont pas duré.

Actuellement 15 *juin* 1898. — 26 mois après le début de l'affection. Le membre inférieur gauche est complètement et totalement paralysé, sauf quelques légers mouvements dans les orteils, dans les adducteurs de la cuisse et les muscles fessiers et pelviens. La paralysie est flasque, le réflexe rotulien est toujours aboli. Les muscles paralysés sont très atrophiés et ne répondent plus au courant électrique. Il y a une adipose sous-cutanée notable du membre paralysé, de plus il présente une coloration violette, cyanose, et de l'œdème. Ce membre est plus froid de 4 à 5 degrés. Il y a une petite escarre au niveau de la malléole externe. Pas de troubles de la sensibilité, ni de troubles trophiques cutanés ou des os notables. Toutes les autres parties du corps sont saines et l'état général est parfait. La malade peut marcher en s'appuyant sur une chaise et en se servant du pied droit.

Remarque. — Il semble donc que la paralysie a cessé de régresser, qu'elle s'est définitivement cantonnée dans les muscles du pied, de la jambe et de la cuisse à gauche, sauf dans ceux que nous avons énumérés ci-dessus.

Notons de plus que, pendant 5 à 6 mois, il n'y avait pas de réaction électrique à droite ; ce qui indique, comme l'a fait déjà remarquer Erb (1) lui-même, qu'il ne faut pas attacher une importance exagérée à l'examen électrique.

Cette affection, par son début brusque et légèrement

---

(1) Cité par Raymond. Clin. des mal. du syst. nerveux, t. II, 1897.

fébrile, sa paralysie flasque, massive, puis atrophique et régressive, enfin définitive dans certains muscles, répond bien à l'affection décrite par Duchenne sous le nom de « paralysie spinale aiguë de l'adulte ». Cette observation est intéressante par suite du manque de phénomènes généraux marqués ; des douleurs au niveau des nerfs sciatiques ; des troubles du côté de la voix, de la parole, de la déglutition ; du strabisme ; de la parésie faciale ; d'une légère rechute ; signes que la plupart des auteurs attribuent à la polynévrite. Cependant ici, l'évolution de la maladie, l'absence de troubles sensitifs cutanés et la marche de l'affection semble plutôt être en faveur d'une poliomyélite antérieure.

De plus, si on ne considère que la paralysie du membre inférieur gauche dans lequel l'impotence semble définitive, la conviction se fait qu'il s'agit bien là de lésions de poliomyélite.

Dans le cas où il y aurait eu, à la fois, poliomyélite et polynévrite, comme le pense Strumpell, ce serait encore favorable à notre thèse, puisque ces deux lésions auront évolué, simultanément, en reproduisant le tableau de la « paralysie spinale aiguë de l'adulte », démontrant, de la sorte, leur lien de parenté.

Si, par hasard, c'était une polynévrite, cela ne ferait que démontrer, une fois de plus, la difficulté de différencier les deux lésions en clinique. Nous ferons, en outre, remarquer que le diagnostic anatomique n'a été possible que par suite de la marche de l'affection, attendu que, dans les premier temps, lorsque la malade présentait les différents troubles du côté de la face, de l'œil, de la gorge, de la parole, etc., il était impossible de dire à laquelle des lésions on avait affaire.

Nous verrons qu'il en sera de même dans les autres observations que nous rapportons.

OBSERVATION II *(inédite, personnelle)*.

Poliomyélite.

Service de M. G. BALLET.

V... Hélène, 20 ans, domestique.

Entrée le 9 juillet 1891, lit n° 2, Saint-Antoine.

Antécédents héréditaires. — Eut 15 frères et sœurs dont 14 morts à des âges différents. La mère est morte cardiaque. Le père vit et se porte bien.

Antécédents personnels. — Sujette à des évanouissements dans l'enfance. Réglée à 14 ans. Fit une maladie infectieuse il y a 3 ans, depuis, bien portante mais a été surmenée cette année-ci. La malade est enceinte de 3 mois.

Dans les premiers jours de juillet 1891, prise de *maux de tête* avec *coliques et vomissements*. *Frissons* le matin en se levant. 3 jours après, *érythème* léger sur les bras. Ces phénomènes durent jusqu'au 9 juillet. La malade est très *abattue*. *Courbatures* dans tous les membres. La malade répond mal aux questions, par instants elle a du *subdelirium*. La température est de 40°,2. *Raideur* de la nuque. *Douleurs* spontanées au même niveau. *Selles* abondantes et inconscientes. *Gargouillements* dans la fosse iliaque droite. Pouls 96. Respiration 18. Ni sucre ni albumine dans les urines. Autres organes paraissent sains. Le lendemain la *raideur* de la nuque est plus accentuée, les mouvements de *flexion de la tête* en avant sont impossibles.

12 *juillet.* — Ces phénomènes persistent. La fièvre est tombée à 38°. Vésicules d'herpès aux lèvres. Quelques vomissements et subdélire.

14 *juillet.* — La température est revenue à 37°,1. Plus de délire, mais la malade ne peut se tenir assise; si on l'abandonne à elle-même elle tombe. Il semble que les muscles des *gouttières rachidiennes* sont paralysés. Léger *strabisme* sans paralysie des muscles de l'œil. La *nuque* est complètement raide et les mouvements de *flexion* de la tête en avant sont impossibles spontanément et difficiles si on les provoque.

Aucun trouble de la sensibilité objective. Les *douleurs* continuent à la nuque.

15 *juillet.* — *Douleurs* de tête, frontale, à droite. *Paralysie* du bras gauche, tous les mouvements y sont impossibles, il subsiste quelques mouvements dans la main; si on lui prend la main, elle peut serrer légèrement. Le membre supérieur droit est moins mobile que normalement mais il n'est pas paralysé. Rien aux membres inférieurs. Pas de troubles sensitifs ni de douleurs. *Strabisme* plus marqué (divergent à droite). La température qui était revenue à la normale est remontée à 38°,6. Le pouls est à 66. La respiration 42. Urines normales.

16 *juillet.* — Le membre supérieur droit est fortement parésié. Quelques légers mouvements. Pouls 60. Respiration irrégulière ; Quelques arrêts. 36 inspirations.

17 *juillet.* — Plus de douleurs à la tête et à la nuque, mais douleurs dans les membres, surtout du côté gauche. La paralysie est complète aux deux membres supérieurs, seuls quelques mouvements des doigts et des poignets. *Sensibilité* intacte. La paralysie est flasque.

19 *juillet.* — Légère diplopie. Douleurs lancinantes dans les membres, surtout dans ceux qui sont paralysés. Paralysie du moteur oculaire externe gauche. *Nystagmus.*

24 *juillet.* — L'état général est meilleur. Plus de fièvre ni de troubles généraux. L'appétit est revenu.

29 *juillet.* — Les douleurs ont disparu, sauf dans les mem-

bres paralysés. La nuque ne présente plus de raideur, les mouvements spontanés du cou deviennent possibles.

3o *juillet*. — La motilité apparaît dans le membre supérieur droit.

2 *août*. — Constipation. La fente oculaire du côté gauche est plus petite que du côté droit.

10 *août*. — Douleurs le long du rachis. La motilité des membres droit et gauche a réapparu mais on remarque une atrophie notable des masses musculaires (bras, avant-bras et mains) plus marquée à gauche. Les troubles oculaires ont disparu. Légère anesthésie au membre supérieur gauche, ni raideur, ni crampes, ni vomissements. Plus de fièvre.

24 *août*. — La malade a souvent des douleurs soit dans les membres, soit le long du rachis, soit à la tête. En la faisant asseoir on remarque que les épaules sont fortement projetées en avant et en haut. Les masses musculaires du dos sont atrophiées, surtout au nivau des omoplates, les muscles sont douloureux à la pression.

19 *septembre*. — Un peu de *nystagmus* lorsque la malade porte fortement les yeux vers la droite. Douleur à la pression au niveau de la 3e, 4e, 5e cervicales. Les mouvements d'*élévation et d'abduction des bras* sont totalement impossibles. Si on élève les bras, ils retombent contre le tronc. Atrophie très forte des muscles de la ceinture scapulaire et des deltoïdes des deux côtés. Les mouvements de l'avant-bras sont normaux à droite, tandis qu'à gauche la flexion est difficile et s'accompagne de pronation. Les muscles du bras sont très amaigris. L'extension et la flexion de la main à gauche sont aussi très faibles, mais il n'y a pas d'atrophie à l'avant-bras, bien que les éminences thénar et hypothénar soient atrophiées visiblement. La sensibilité est toujours intacte partout, un peu diminuée au membre supérieur gauche. Pas d'autres douleurs que celles provoquées par les mouvements.

Membres inférieurs. — La malade marche péniblement, elle trouve sa jambe gauche faible et son mollet douloureux. Examinée au lit, l'extension et la flexion forcée de la jambe gauche sur la cuisse sont impossibles spontanément. Les muscles de la cuisse et du mollet sont douloureux à la pression. Le triceps est diminué de volume à gauche. Pas de mouvements fibrillaires. Pas de troubles des sphincters. Par suite de l'atrophie des muscles du dos et de la nuque, il y a une tendance à la cyphose. Les réflexes sont abolis aux coudes, très affaiblis au genou gauche, normal au genou droit.

25 *décembre* 1891. — La malade, très améliorée, va accoucher à terme à la Maternité.

14 *mai* 1892. — Mieux sensible dans l'état de la malade, elle marche assez facilement mais traîne un peu le pied gauche. Ne peut se servir du membre supérieur gauche qui est absolument paralysé. Ne peut serrer avec la main gauche. Quelques mouvements possibles aux doigts et à l'avant-bras. L'atrophie et la paralysie sont complètes aux muscles de l'omoplate, au déltoïde, biceps et triceps. La paralysie semble définitivement cantonnée à ces muscles. Toutes les autres parties du corps sont saines. Pas de troubles sensitifs.

Remarques. — Cette observation est intéressante par les troubles du côté des yeux, par le délire et la marche graduelle de la paralysie, par les douleurs dans les membres, tous signes qui sont observés plus souvent dans les polynévrites aiguës. Il n'y a cependant pas de doute que l'on a bien affaire ici à une poliomyélite, bien que l'examen électrique n'ait pas été fait.

Nous constatons encore ici que le diagnostic anatomique n'a été possible que par la marche de l'affection.

Cette observation se rapproche beaucoup de la précédente non seulement par suite de la marche générale de la maladie qui est la même, mais encore par les signes accessoires du côté des yeux, de la face, qu'on y retrouve, tout comme dans l'observation qui va suivre.

Observation III *(inédite, personnelle)..*

Polynévrite.

Service de M. **Ballet**, hôpital Saint-Antoine).

Jeanne H..., 18 ans. Entrée le 25 février 1897.

Antécédents héréditaires. — Père alcoolique et syphilitique, mort phtisique.

Mère bien portante. 7 enfants dont 2 morts phtisiques. Un est neurasthénique. 3 sont bien portants et enfin notre malade.

Antécédents personnels. — Élevée au biberon parce qu'elle présentait des signes de syphilis héréditaires. Pas de convulsions. Réglée à 15 ans et demi. Sujette aux adénites et aux furoncles.

M. A. — *Le 18 février* 1897, en pleine santé, *douleur* au genou gauche, en marchant, aussitôt difficulté à s'en servir surtout pour monter des marches. *Pas de phénomènes généraux.* Continue ses occupations. Nuit bonne. Le lendemain *douleurs* du genou plus vives, lancinantes. La jambe est faible, elle fléchit et la malade tombe.

Le 20 février. — Mêmes phénomènes, la jambe gauche est très faible. La malade continue à s'en servir bien qu'elle soit tombée 8 fois. Rien ailleurs.

Le 21 février. — Ne pouvant plus se tenir debout vu la faiblesse du membre inférieur gauche, elle se couche.

Le 22 février. — Reste couchée. Engourdissements dans le pied droit. Paralysie complète du membre inférieur gauche.

23 *février.* — Paraplégie complète.

25 *février.* — Aucun trouble de la sensibilité objective ou sensorielle. Engourdissements dans les 2 membres inférieurs. *Motilité :* membres supérieurs et sphincters sont intacts. Membres inférieurs paralysés totalement et flasques.

Les muscles pelviens ne sont pas paralysés. Les réflexes pupil-

laires sont conservés ; patellaires et plantaires abolis. Urines normales.

1er *mars*. — Douleurs irradiées et spontanées le long des
sciatiques, signe de Lassègue.

3 *mars*. — Abolition de la contractilité faradique dans tous
les muscles des membres paralysés. Légère parésie faciale à gauche
avec embarras de la parole. Le facial supérieur aussi est atteint.

6 *mars*. — La paralysie faciale est complète et absolue. Rien
au voile du palais. Pas de troubles oculaires. Rien aux autres
nerfs bulbaires. Membres inférieurs : état stationnaire. Douleurs
spontanées et à la pression, surtout sur le trajet des nerfs. La sensibilité objective est parfaite partout, pas d'hyperesthésie. Quelques mouvements dans les adducteurs. Pas d'atrophie musculaire
ni de troubles circulatoires. Douleur à la pression des apophyses
épineuses, lombaires et sacrées. La sensibilité électrique est légèrement diminuée. La résistance aussi. Réaction faradique abolie
aux jambes, très diminuée aux cuisses. Réaction galvanique. Dégénérescence aux jambes. A la face la contractilité est conservée
mais diminuée.

25 *mars*. — De légers mouvements deviennent possibles dans
les orteils du côté droit, mais les masses musculaires des jambes
et des cuisses sont notablement atrophiées surtout du côté
gauche.

10 *avril*. — Quelques mouvements de flexion et d'extension
du pied droit et de la jambe sur la cuisse. Le côté gauche reste
complètement paralysé et s'atrophie de plus en plus.

3 *mai*. — La paralysie faciale bat en retraite, les mouvements
de la cuisse, de la jambe et du pied et des orteils à droite sont
possibles, mais faibles, la malade ne peut encore élever le talon du
plan du lit, mais elle peut se servir de son membre inférieur droit
pour marcher avec des béquilles. Quelques mouvements possibles
dans les orteils du pied gauche, mais l'atrophie est très prononcée
à la jambe et à la cuisse. Elle n'a pas progressé du côté droit ; au
contraire, il semble que les muscles ont tendance à augmenter de
volume. Les réflexes sont toujours abolis des 2 côtés. La con-

tractilité électrique est revenue à droite. Il n'y a plus de douleurs nulle part. L'état général est parfait.

29 *mai*. — La paralysie faciale est guérie. Le membre inférieur droit est complètement guéri.

Les muscles de la cuisse à gauche ont retrouvé leurs mouvements ainsi que ceux du mollet et des orteils. Seuls les mouvements de flexion et d'extension du pied sont impossibles. Le pied est tombant, la pointe traîne en marchant.

5 *juillet*. — La malade se sert des deux membres inférieurs. Elle peut marcher sans béquilles en s'appuyant avec une canne, mais le pied gauche est toujours tombant bien que de légers mouvements soient possibles.

15 *décembre* 1897. — La malade quitte l'hôpital, elle est complètement guérie. Le membre inférieur gauche a recouvré tous ses mouvements, mais il est plus petit et plus faible que celui du côté droit.

10 *juin* 1898. — La guérison se maintient. Elle a pu reprendre son travail. Le membre gauche est toujours moins fort. L'état général est parfait.

Le traitement suivi était le massage, l'électricité, pointes de feu, arséniate de soude.

Remarque. — Cette observation présente la plus grande analogie avec les précédentes. En effet, même début de la paralysie, même évolution première, régression et atrophie, mêmes troubles du côté des yeux, de la face, des nerfs sciatiques (Obs. I) ; mais avec cette différence qu'ici les derniers troubles mentionnés ont persisté davantage et que l'évolution dernière et la terminaison sont tout à fait différentes.

Voilà donc trois cas qui ont bien réalisé le syndrome de la « p. s. aiguë » et qui cependant ont évolué différemment : les deux premiers vers l'impotence absolue, le dernier vers la guérison.

Comment l'expliquer sinon par une différence dans le siège des lésions. Par analogie avec ce que nous savons de la « paralysie infantile », d'une part, et des polynévrites de l'autre, ne nous est-il pas permis d'affirmer que dans les deux premiers cas il s'agit bien de poliomyélite, et dans le troisième de polynévrite ?

Poursuivons toujours le parallèle entre ces deux affections.

OBSERVATION IV

Poliomyélite.

Rissler in Nordiskt Med. arch., t. XX, n° 22, obs. 3, 1888. — (Traduction de notre ami le Dr ROBESCO. — Qu'il reçoive ici nos vifs remerciements).

A. E..., 21 ans, couturière. Morte 8 jours après le début de la fièvre.

Vers fin septembre 1887, la malade prit froid. La nuit suivante elle eut de la *fièvre*, des *maux de tête* et des *douleurs lombaires*. Cet état dura quelques jours. Le second jour après le refroidissement, en se réveillant le matin, la malade sentit un *engourdissement* dans la jambe gauche et, lorsqu'elle voulut descendre du lit, elle s'aperçut que son *membre inférieur gauche était paralysé. Pas de douleurs, pas de trouble de la sensibilité.* Dans le courant de la journée, le *membre inférieur droit se paralyse,* quoique un peu moins que le gauche. Le jour suivant, *faiblesse dans les membres supérieurs,* mais la fièvre diminue. Le 4° jour après le début de la paralysie, elle entre à l'hôpital. La *gêne de la respiration* est forte et l'oppression vive. *Aucune douleur.* Température 38°. *Cyanose* des lèvres. La *motilité volontaire* est diminuée dans les quatre membres. Le membre inférieur gauche est complètement paralysé, le droit présente encore quelques mouvements à la hanche et aux orteils. Les *membres supérieurs* sont *moins paralysés* que les *membres inférieurs*. Les *muscles du dos* sont *paralysés*. La malade ne peut ni se tenir droite ni se remuer dans son lit. La *partie gauche du thorax* prend seule part aux mouvements respiratoires. Rien aux yeux, langue, pharynx et face. Abolition des *réflexes* dans les muscles paralysés. Pas de trouble de la *sensibilité*. Tact conservé ainsi que la faculté de localiser les sensations. Il en est de même pour la sensibilité thermique. Organes des sens intacts ainsi que l'intelligence. Rien aux *sphincters*. Peu à peu la respiration s'embarrasse, devient plus difficile et 6 jours après le début de la paralysie ou 8 jours après le début de la maladie, la malade succombe.

Remarque. — A l'autopsie *(que nous reproduisons au chapitre Anatomie pathologique)* on n'a trouvé que des lésions de poliomyélite.

Observation V

Polynévrite aiguë à forme de « poliomyélite antérieure aiguë ».

Leçon de M. R**aymond**, 29 novembre 1896.

Homme, 41 ans.

Antécédents héréditaires. — Rien.

Antécédents personnels. — A 14 ans, sciatique à la suite d'un bain froid. Accès de somnambulisme. Reste pendant 2 ans à demi-paralysé. Pas d'alcoolisme. A 16 ans, entérite. A 21 ans, service militaire dans la cavalerie. Pas de syphilis. Bien portant. Depuis 11 ans est cocher.

Le 14 octobre 1895. — Prend une entérite à la suite d'un

refroidissement, *diarrhée* profuse pendant 9 jours, puis faiblesse dans les jambes. *Vertiges*, voit des étincelles.

Le 26 octobre. — La faiblesse est très grande, le malade s'alite. Le lendemain, température 40°, pieds et jambes paralysés, peu à peu les muscles postérieurs de la cuisse se prennent, fourmillements dans les extrémités, troubles de la défécation, le releveur et le sphincter de l'anus ne fonctionnent plus.

Le 29 octobre. — Les membres supérieurs se prennent, les mains d'abord, puis les épaules, enfin les bras. Les muscles des avant-bras fonctionnent encore.

1er *novembre.* — Paralysie complète des membres supérieurs et des muscles du thorax.

6 *novembre.* — Gêne respiratoire, asphyxique, les pectoraux seuls agissent, pas de raideur de la nuque. Organes thoraciques normaux, température normale, pouls 120 à 130, parole conservée, pas de trouble psychique, face et langue intactes, cependant gêne de la déglutition et de l'articulation des mots. Pupille gauche plus dilatée qu'à droite, sudamina blancs et rouges disséminés, membres inférieurs paralysés totalement, flasques, réflexes tendineux abolis, de même que réflexes sensitifs, pas d'atrophie, pas de troubles trophiques, les membres sont froids.

Au tronc, les pectoraux seuls et le diaphragme étaient sains.

Aux membres supérieurs, les mains complètement paralysées, quelques légers mouvements de l'avant-bras, la supination est impossible, les mouvements du bras sont supprimés, sauf pour les pectoraux.

La sensibilité un peu diminuée aux membres inférieurs, depuis les genoux jusqu'aux pieds et aux membres supérieurs dans les avant-bras et aux mains. Pas de douleurs spontanées, mais vives par la pression des mollets, cuisses et avant-bras et aux points d'émergence des nerfs.

Le 8 novembre. — Aux membres supérieurs pas trace de réaction de dégénérescence, aux membres inférieurs les contractions sont très affaiblies.

Difficulté pour uriner.

A partir du 18 *novembre.* — Amélioration, respiration plus calme.

Le 29 *novembre.* — La respiration est normale, la parole n'est plus embarrassée, mouvements légers des orteils, l'élongation du sciatique est très douloureux, la motilité a reparu dans les extenseurs des mains et des doigts, en même temps, les muscles s'atrophient en masse, surtout aux jambes, cuisses, mains, bras ; aux membres supérieurs, réaction de dégénérescence, épaules, bras, avant-bras, mains ; aux membres inférieurs, la réaction de dégénérescence est encore plus manifeste ; pas de troubles moteurs ou sensitifs du côté du pharynx et du larynx, pas de douleurs à la percussion de la colonne vertébrale.

(3 jours après le début, la paralysie était donc presque complète aux quatre membres).

26 *juin* 1896. — Sort complètement guéri.

Ses muscles ont repris une fermeté et un volume normaux ; plus traces de l'atrophie précédente, les réflexes rotuliens sont normaux. Il ne conserve qu'un peu d'engourdissement des orteils à gauche et une diminution de l'excitabilité faradique et galvanique des nerfs et des muscles aux quatre membres.

Remarque. — Ces deux observations ne semblent-elles pas être du même malade, tant les symptômes sont identiques. Des deux côtés le début est fébrile, puis les membres inférieurs se paralysent, enfin les 4 membres et les muscles du thorax se prennent ; mais tandis que le premier malade succombe avant la régression de la paralysie, le second passe par toutes les phases du syndrome de « la paralysie spinale aiguë », de plus, l'amélioration se poursuit et la guérison devient complète.

Il n'y a par conséquent pas à douter qu'il s'agit bien encore de lésions différentes, car la gravité des symptômes était telle que l'on ne comprendrait pas comment des lésions, portant sur les cellules motrices elles-mêmes et qui évidemment n'auraient pu qu'être considérables, eussent guéri complètement, sans laisser de trace, dans un cas, alors que la mort s'en est suivie dans l'autre.

II

Discussion. — Maintenant que nous savons ce qui s'est passé dans ces cinq cas particuliers de « paralysie spinale aigüe de l'adulte » et tandis que nous avons vu les uns évoluer, comme le font les polynévrites, et les autres comme la poliomyélite de l'enfance, reportons-nous aux autres observations que nous avons recueillies, et analysons-en la symptomatologie afin de savoir s'il en est toujours de même.

Remarquons que l'on peut distinguer dans tous les cas deux périodes assez nettes, la première pendant laquelle on observe indifféremment des signes de polynévrite et de poliomyélite, la seconde pendant laquelle l'évolution est différente, suivant les cas : les symptômes en faveur d'une poliomyélite ou d'une polynévrite s'accusant davantage et permettant alors la distinction.

Première période. — Elle présente à considérer 3 stades : préparalytique ; paralytique ; de régression et d'atrophie.

Le stade préparalytique se manifeste par des phénomènes généraux. Les *frissons* et la *fièvre* sont notés dans le plus grand nombre d'observations. L'hyperthermie est quelquefois très élevée elle peut atteindre 40° et les dépasser comme dans notre observation n° 2. Elle existe aussi bien dans la poliomyélite que dans la polynévrite. Elle peut faire défaut (Obs. III etVII). Les *courbatures*, faiblesses et malaises généraux sont fréquents dans les deux cas. La *céphalalgie* est peut-être plus fréquente dans la poliomyélite.

Des troubles du *tube digestif* (maux de gorge, vomissements, diarrhée) s'observent dans les deux cas. Une *soif vive* est signalée dans l'observation XIII.

Des *érythèmes* (Obs. II), du *délire* (Obs. II), de la *prostration* (Obs. XIV), des *épistaxis* (Obs. X), des *sueurs abondantes* (Obs. X), du *vertige* (Obs. V) peuvent s'observer. Les *douleurs rachialgiques* sont plus fréquentes dans la poliomyélite. La *raideur de la nuque* est signalée (Obs. II).

Néanmoins tous ces symptômes sont évidemment liés à l'*infection générale* de l'organisme ; *infection* qui *a lieu* aussi bien dans la *poliomyélite* que dans la *polynévrite*.

D'ailleurs *ce stade peut faire complètement défaut* et le malade tomber paralysé en pleine santé (Obs. VII, III).

La durée est courte le plus souvent, quelques heures à quelques jours ; dans un cas (Obs. VIII), elle a été de 4 semaines.

Stade paralytique commun aux deux lésions, la *paralysie* peut se faire très rapidement en une heure, rare-

ment en 2 ou 3 jours (Obs. XII et XVII). La paralysie porte
dans les deux cas d'emblée sur un grand nombre de
muscles, c'est une paralysie massive. Tous les muscles
de la vie de relation peuvent être atteints. Cependant
les muscles des cuisses, des jambes, des pieds, des bras,
des avant-bras, des mains sont les plus souvent paralysés (Obs. I, II, XIII, IX, X, IV, VII, etc.) aussi bien dans
les cas de poliomyélite que de polynévrite. Les intercostaux (Obs. XV, XIV), les muscles du cou (Obs. II), de
la respiration (Obs. IV et V), du dos, des épaules (Obs.
II et III) peuvent aussi dans les deux cas être pris. La
paralysie des muscles des yeux et de la face (Obs. I,
II, III) est plutôt en faveur de la polynévrite. La paralysie
peut être progressive pendant quelques jours, c'est-à-dire
qu'elle frappe d'abord un membre ou fragment de membre, puis un autre, enfin un troisième et ainsi de suite,
pendant 2, 3 ou 4 jours (Obs. IV et VIII) après 6 au maxi-
mum, elle est définitivement arrêtée ; il est douteux
que de nouveaux muscles continuent à se prendre dans la
poliomyélite, à moins de *récidive* (Obs. I et XVIII),
dans la polynévrite la paralysie est le plus souvent moins
rapide et plus progressive, commençant par les extrémités, et les récidives sont plus fréquentes. Du nystagmus a été observé dans l'observation 2.

Dans les deux cas: les membres paralysés sont *flasques*.
Les *Réflexes* sont abolis. La *réaction de dégénérescence*
est plus précoce dans la poliomyélite. Les *réactions
électriques* sont *affaiblies* dès le début dans la poliomyélite, puis abolis. On avait voulu se baser sur l'examen
électrique pour être renseigné sur le degré et la loca-

lisation de la lésion, mais *d'après Erb (cité par Raymond)* (1), *les réactions électriques dans plus de la moitié des cas de polynévrites se comportent comme dans la poliomyélite antérieure.* (Obs. I, III et V).

Il n'y a *pas de troubles sensitifs* en général dans la poliomyélite, mais il peut ne pas y en avoir aussi dans la polynévrite, (Obs. V). D'autre part, il peut y en avoir dans la poliomyélite soit objective (Obs. X, VIII, XVIII), soit subjective même le long des nerfs (Obs. I).

Le plus souvent, il n'y a *pas de troubles des sphincters* et cela dans les deux cas, cependant ils existent quelquefois, mais alors ils sont de courte durée. La durée de la paralysie est variable de 6 à 8 jours à plusieurs semaines et même davantage, aussi bien dans la poliomyélite que dans la polynévrite.

Stade de régression et d'atrophie. — Il s'observe dans les deux ordres de lésions. En même temps que la motilité réapparaît dans certains muscles, d'autres sont frappés d'atrophie simple ou avec dégénérescence graisseuse, surtout dans la poliomyélite. Le degré d'atrophie est variable et ne répond pas toujours au degré de la paralysie (Obs. I). Il est peut-être moindre dans la polynévrite. Les troubles vasculaires, œdèmes, refroidissements s'observent assez souvent dans les deux lésions. La durée, d'ailleurs très variable de ce stade est beaucoup plus longue (surtout dans la poliomyélite) que celle des deux précédents, elle dure en général plusieurs mois dans les deux cas.

---

(1) Clin. des mal. du syst. nerveux. Paris, 1897, p. 424.

Il ressort clairement de ce rapide exposé des différents signes que l'on peut surprendre pendant cette première période de la maladie qu'*aucun n'est pathognomonique* et même les douleurs sur lesquelles on insistait tant ne semblent pas devoir mériter cette importance puisqu'elles ont été observées aussi dans les poliomyélites.

Deuxième période. — Il est difficile de dire à quel moment exact commence cette période. En réalité elle commence lorsque l'atrophie semble battre en retraite. Elle présente des phénomènes différents suivant que l'on a affaire à une poliomyélite ou à une polynévrite. Dans le premier cas l'atrophie se prononce davantage dans un certain nombre de muscles qui demeurent irrémédiablement paralysés; alors que les autres recouvrent peu à peu leur contractilité volontaire, électrique, leurs réflexes, et qu'ils reprennent leur volume normal. Dans le deuxième cas l'amélioration se fait plus rapidement. La totalité des muscles atrophiés retrouvent leur mouvement et la guérison devient complète. Enfin on pourrait considérer comme *troisième période* les troubles trophiques qui portent sur les parties molles et les os après plusieurs années (1). Cette période exceptionnelle dans la polynévrite s'observerait assez souvent dans la poliomyélite.

Il paraît peu probable en effet que la poliomyélite

---

(1) Muller. *Centralb. für die Medic. Wissenchafft*, n° 23, 1880.

puisse guérir sans laisser de trace (pour les raisons que
nous exposons plus loin, car la vérification directe en
est impossible), ou qu'une polynévrite laisse persister
des atrophies musculaires définitives : ce qui est excep-
tionnel (Obs. de Déjerine n° 6).

*
* *

En somme, dans tous les cas, la paralysie a débuté
plus ou moins brusquement, le plus souvent avec phénomènes généraux et fièvre. Elle s'est constituée rapidement, étant flasque, avec perte des réflexes, diminution puis disparition des réactions électriques dans
les muscles et dans les nerfs. Les troubles des sphincters
n'existaient que rarement, et, quand il y en avait, ils ne
duraient pas. Les troubles de la sensibilité objective
faisaient défaut, sauf dans quelques observations, mais
ils étaient insignifiants. Cette paralysie durait quelques
jours à quelques semaines, puis le retour de la motilité se faisait dans quelques muscles d'abord, en même
temps d'autres muscles s'atrophiaient rapidement. Jusqu'ici toutes les observations semblent calquées les
unes sur les autres, à très peu de chose près ; mais à
présent, tandis que dans certains cas la paralysie per-
sistait dans quelques groupes et qu'elle s'y cantonnait
définitivement, on la voyait disparaître peu à peu dans
les autres cas, les muscles atrophiés qui semblaient
perdus retrouvaient leur contractilité, l'intégrité de leurs
fonctions et la guérison devenait complète.

Est-il donc admissible, *a priori*, qu'une même lésion ait une double évolution et si différente ? Est-il possible pour l'expliquer d'invoquer, comme le font les partisans de la poliomyélite, dans un cas la destruction des cellules motrices, dans l'autre un simple trouble passager, dynamique de ces mêmes cellules ? Mais alors, pourquoi cette identité des symptômes et surtout leur même intensité dans les deux cas ; comment expliquer ces atrophies considérables des muscles, avec réaction de dégénérescence et perte des réactions électriques dans les nerfs ? Signes qui ne concordent évidemment pas avec la simple hypothèse d'un trouble purement dynamique de la cellule motrice, mais qui indiquent manifestement la destruction, *tout au moins, des cylindraxes*; et est-ce que les paralysies du côté de l'œil, de la face, les douleurs, les légères anesthésies ne plaident pas aussi en faveur de la polynévrite dans certains cas ?

En effet, dans les observations III et IV, on relève : douleurs à la pression des nerfs, signe de Lassègue, paralysie faciale périphérique, paralysie motrice moins rapide, sensibilité objective un peu diminuée; enfin, retour de la motilité dans les muscles atrophiés et qui présentaient la réaction de dégénérescence; enfin la guérison complète; signes qui sont évidemment plus favorables à la polynévrite et qui ont permis d'en porter le diagnostic dans ces deux cas, alors que l'absence de ces mêmes signes ou leur moindre durée, dans les observations I, II et IV, en même temps que l'impotence définitive et leur analogie avec la

« paralysie infantile », ont permis de porter le diagnostic de poliomyélite.

D'un autre côté, les partisans de la polynévrite soutiennent, peut-être avec plus de vraisemblance, que la destruction du cylindraxe, privant le muscle de l'action de son centre trophique, il s'atrophie, puis dégénère; et que le cylindraxe étant détruit, les nerfs ne réagissent plus au courant électrique: enfin, que la régénération du cylindraxe explique plus facilement le retour à la guérison. La polynévrite expliquerait même pourquoi dans un cas, il y a guérison et pas dans l'autre; cela, de la façon suivante : quand un cylindraxe est lésé dans une petite étendue, le temps qu'il met à se régénérer pour aller à la rencontre du muscle est assez court pour que celui-ci n'ait pas encore dégénéré, mais si le cylindraxe est détruit sur une très grande étendue avant qu'il ait eu le temps de se régénérer et d'arriver à la rencontre du muscle, ce dernier aura subi des modifications telles que, quand le cylindraxe arrivera, ce sera trop tard, il n'y aura plus de muscles et la paralysie sera définitive. L'explication est séduisante. L'observation de Déjerine (6) semblerait lui donner raison. Mais, cependant, il est des cas où l'absence de douleurs et de troubles de la sensibilité objective, où le début brusque de la paralysie, qui frappe d'emblée tout un membre, où la marche rappellent plutôt ce qui a lieu dans la « paralysie infantile », et semblent donner raison aux partisans de la poliomyélite.

Néanmoins, la polynévrite peut tout expliquer (c'est pourquoi elle a rallié au début tous les auteurs et pourquoi on avait fait de la « paralysie spinale aiguë de l'adulte » une polynévrite, d'autant plus qu'il manquait d'autopsie évidente de poliomyélite).

Mais alors doit-on prendre parti pour la polynévrite contre la poliomyélite ou inversement ?

Un observateur impartial ne doit pencher ni d'un côté ni de l'autre, attendu que certains des arguments invoqués de part et d'autre paraissent bien subtiles ; et, en attendant que ces arguments soient démontrés par des faits matériels, il vaut bien mieux admettre plus simplement que l'évolution et la terminaison différentes de la « paralysie spinale aiguë de l'adulte » sont le fait de lésions différentes. Nous sommes, en cela, d'accord avec la clinique qui, par analogie avec ce que nous savons de la « paralysie infantile » et des polynévrites en général, nous montre que la première entraîne l'impotence définitive, alors que les secondes guérissent toujours (l'observation de Déjerine constituant une exception). Il y a donc lieu d'admettre qu'il en est de même ici et que la « paralysie spinale aiguë de l'adulte » ne doit pas être considérée comme une entité pathologique, mais comme un syndrome commun à des lésions de poliomyélite et de polynévrites ; qu'en conséquence, les cas qui guérissent relèvent non pas d'un trouble dynamique des cellules nerveuses motrices, mais de la destruction de leur cylindraxe dont la régénération rend la guérison plus facile à comprendre que si la cellule elle-même était touchée : en un mot, c'est une polynévrite ; et lorsqu'il y a impotence définitive, la lésion initiale porte sur la cellule nerveuse directement qui est détruite : c'est une poliomyélite.

Nous verrons plus loin si l'anatomie pathologique nous donne raison.

Remarquons en outre que le diagnostic anatomique n'est devenu possible dans les deux affections que pendant la deuxième période de la maladie, par suite de la prépondérance des signes de polynévrite sur ceux de poliomyélite qui battaient en retraite dans les obs. III et V, alors que c'était l'inverse dans les obs. I, II, IV, ce qui indique qu'il est souvent impossible de distinguer en clinique, ces deux lésions l'une de l'autre.

En somme, le « syndrome paralysie spinale aiguë de l'adulte », d'après les caractères mêmes que lui a assignés Duchenne, à savoir :

1° Début brusque de la paralysie, en général, avec fièvre et quelquefois sans fièvre ;

2° Paralysie complète et en masse au début, allant en diminuant et se localisant ensuite dans un plus ou moins grand nombre de muscles ;

3° Contractilité électrique affaiblie, dès la première période, dans les muscles paralysés ;

4° Déformations partielles et variées à une période très avancée, répond aussi bien à une poliomyélite qu'à une polynévrite. — *La clinique le démontre amplement par l'analyse des signes et des symptômes ; par la marche et la terminaison ; enfin, par analogie avec la « paralysie infantile » et les polynévrites.*

ANATOMIE PATHOLOGIQUE

Il y a lieu de se demander, à présent, si l'anatomie pathologique confirme ce que nous a enseigné la clinique.

Leyden (1), dans un mémoire remarquable, a apporté deux observations personnelles en faveur de la polynévrite.

Il a rappelé, en outre, le cas d'Eissenlohr (1879). Dans ces trois autopsies les moelles étaient saines ; les nerfs périphériques seuls étaient lésés, alors que le « syndrome paralysie spinale aiguë » était si parfait qu'on n'avait pas hésité, pendant la vie des malades, à localiser les lésions dans les cornes antérieures de la moelle. Déjerine (2), en France, est venu aussi soutenir cette opinion en l'appuyant sur une observation personnelle que nous reproduisons.

Observation VI (résumée).

Polynévrite aiguë.

Déjerine. — *Archives de physiologie*, 1890, t. II, 5ᵉ série, p. 248-261.

Atrophie musculaire des 4 extrémités à début aigu et fébrile,

---

(1) Ueber. Poliomyelitis und Nevitis. 3ᵉ Congrès de méd. int. Berlin, 1884.

(2) *Archives de physiologie*, n° 2, 5ᵉ série, t. II, p. 248, 1890.

remontant à 18 ans et restée stationnaire depuis cette époque. Atrophie extrêmement prononcée dans les muscles des mains et des pieds. Main simienne sans griffe. Pied creux avec griffe fixe des orteils. Intégrité des muscles du tronc, des bras, des cuisses, intégrité de la face, intégrité de la sensibilité. Pas de troubles trophiques cutanés. Conservation du reflexe patellaire. Diminution simple de la contractilité faradique et galvanique sans réaction de dégénérescence. Mort par pneumonie.

Autopsie. — Atrophie excessive des muscles de la main et des pieds, ainsi que de la partie inférieure des avant-bras et des jambes, disparaissant en remontant. Rétractions fibro-musculaires de la plante des pieds. *Examen histologique.* Altérations excessives des nerfs intra-musculaires des muscles atrophiés, diminuant rapidement de bas en haut et disparaissant dans les gros troncs. Intégrité absolue des nerfs cutanés. Intégrité absolue des racines antérieures et des cellules motrices. Atrophie simple du faisceau primitif.

Remarque. — Réfutée par Blocq (dans le *Bulletin médical,* n° 32, p. 361, année 1890), comme n'étant pas un cas de « paralysie spinale aiguë de l'adulte » mais de paralysie alcoolique.

Enfin, nombre d'auteurs, parmi lesquels il faut citer Mme Déjerine-Klumpke, MM. Ballet, Raymond, Babinski, Macphail, Caverley, Hammond, Sachs, se basant sur des faits cliniques, font observer qu'il est incontestable que certaines formes de polynévrites reproduisent fidèlement le « syndrome paralysie spinale aiguë de l'adulte » (1) .

Les lésions principales de la polynévrite en elles-mêmes ne sont pas contestées.

---

(1) Voir Obs. n°s 3, 5, 6, 11.

Aussi nous n'insisterons pas. Elles se trouvent décrites dans la plupart des auteurs (1); qu'il nous suffise de dire ici qu'il s'agit le plus souvent de phénomènes de névrite segmentaire et péri-axile portant de préférence sur les nerfs moteurs périphériques, et à la fois sur un grand nombre d'entre eux.

Il existe, par conséquent, une polynévrite qui se traduit en clinique par le « syndrome paralysie spinale aiguë de l'adulte », admise par tous les auteurs. Nous n'avons pas à le démontrer.

En est-il de même pour la poliomyélite? Il y a lieu, en premier, de se demander s'il existe véritablement des lésions des cornes antérieures de la moelle chez les adultes présentant le « syndrome paralysie spinale aiguë » car beaucoup d'auteurs les ont niées. Pendant longtemps, en effet, il a manqué d'autopsies prouvant leur existence ; mais aujourd'hui, on en possède de positives qui ne permettent plus la négation.

Nous ne saurions mieux faire qu'en reproduisant ici ces cinq autopsies qu'il nous a été donné de relever dans la littérature médicale.

Obs. IV. Rissler. — La partie clinique a été reproduite précédemment au chapitre correspondant. Il s'agit d'un malade qui avait présenté le « syndrome paralysie spinale aigüe de l'adulte » et qui a succombé le 8e jour de la maladie.

---

(1) *a*. Ballet. Leçons de clinique médicale. Paris, 1897, Doin, édit.
    b. Raymond. Leçons de clin. des mal. nerveuses. Paris, 1896.
    c. Babinski. Article in traité de médecine, 1895.

Autopsie. — Cerveau, méninges et bulbe normaux. De même pour la dure-mère, pie-mère et racines des nerfs. Aspect extérieur et consistance de la moelle paraissent normaux. Mais, sur des coupes, les *cornes antérieures* de la moelle lombaire se montrent colorées en rouge (*congestionnées*), elles se détachent nettement sur la coupe, mais sont de consistance normale et ne présentent *pas d'hémorragie*. Hyperémie manifeste dans les parties externes des cornes antérieures. La substance grise du cou aux lombes était grise mais présentait par-ci par-là des petits points rouges. Rate molle, pulpe plus friable qu'à l'ordinaire Les autres viscères sont normaux.

OBSERVATION VII

Poliomyélite.

WILLIAMSON. — *Medical chronicle*, septembre 1890. — Traduction du Dr F. EDWARDS.

Jeune homme de 22 ans — sans antécédents — pris assez subitement d'engourdissement dans la main droite, au cours d'une bonne santé, *sans fièvre*.

Le lendemain, *engourdissement* à la jambe droite et aux membres du côté gauche. Le membre supérieur droit se paralyse, puis le gauche, et le troisième jour il y avait paralysie complète des deux membres supérieurs et des deux membres inférieurs; douleurs le long du rachis et dans les mollets. Abolition des réflexes patellaires. Pas de trouble de la sensibilité. Pas de trouble des sphincters.

Atrophie rapide des muscles des cuisses survenant après les dix premiers jours de la maladie.

Resta dans cet état de paralysie environ 3 semaines. Ensuite la paralysie régresse. Les mouvements deviennent possibles aux orteils et aux membres supérieurs.

Mais il meurt subitement cinq semaines après le début de l'affection.

N'a jamais présenté de troubles de la sensibilité ni des sphincters durant toute la durée de la maladie.

Autopsie. — A l'œil nu on ne découvre rien d'anormal dans les viscères, y compris le cerveau. La moelle est de volume normal, les méninges paraissent saines. On ne trouve pas la cause de mort subite.

Macroscopiquement. — A la coupe la moelle paraît saine, si ce n'est que les cornes antérieures sont plus teintées surtout au niveau des renflements (cervical, lombaire).

Microscopiquement. — On observe des lésions dans les trois parties de la moelle (cervicale, dorsale, lombaire) au niveau des cornes antérieures, plus marquées, dans la portion lombaire, minime dans la région dorsale. Le reste de la moelle est saine.

Les lésions occupent la partie extérieure des cornes antérieures.

Sur une coupe de la région lombaire, on voit la moitié extérieure de la corne antérieure infiltrée par une masse de cellules rondes, très rapprochées les unes des autres, contenant un noyau plus ou moins arrondi, du volume des globules blancs se colorant en noir par l'acide osmique. A la périphérie de cette masse de cellules on observe un grand nombre de capillaires dilatés remplis de globules rouges. Pas d'hémorragies. Ces vaisseaux contiennent en outre des cellules rondes si grosses qu'elles en remplissent toute la lumière, les vaisseaux de la face interne des cornes antérieures sont aussi dilatés.

Il est impossible de découvrir des cellules nerveuses dans la partie externe des cornes antérieures dans la région de l'infiltration par les cellules rondes, ce qui correspond aux groupes latéraux antérieurs et postérieurs. Les cellules de la face interne des cornes antérieures sont visibles. Quelques-unes sont normales, mais la plupart ont perdu leur prolongement.

La substance blanche est normale, sauf tout contre la partie lésée des cornes antérieures où quelques fibres sont rompues.

Les racines antérieures présentent beaucoup de cylindraxes dégénérés et sont infiltrées de cellules rondes.

Les racines postérieures sont saines ainsi que la pie-mère.

A la région cervicale, on observe les mêmes lésions, moins marquées qu'à la région lombaire.

A la région dorsale, peu de lésions, mais de même nature.

Les nerfs sciatiques présentent des fibres dégénérées.

Observation VIII

Paralysie spinale aiguë de l'adulte avec vacuole dans les cellules des cornes antérieures, traduit par le Dr EDWARDS.

Robert ÉDES. — *Boston med. journ.,* 24 juillet 1879.

Marie M..., 36 ans, femme de chambre. Entre le 13 mars 1879 à l'hôpital.

Bonné santé jusqu'à il y a 4 semaines, à cette époque fut prise de vomissements pendant 4 jours. Malaises généraux pendant 2 semaines.

Une semaine après le début de l'affection, douleurs dans les jambes (face interne), débutant par les pieds et remontant jusqu'aux aines. Quelques jours après, perte des mouvements volontaires dans les 2 jambes avec diminution de la sensibilité.

Après l'apparition de la paralysie la malade éprouva des engourdissements et des fourmillements dans les membres paralysés.

2 ou 3 jours après, les mains deviennent engourdies et la force y est diminuée. N'a cessé de vomir pendant ces 3 dernières semaines.

Ne peut se tenir debout à l'heure actuelle et se plaint de fortes douleurs. Pas de trouble de la vessie. Constipation.

Du 14 au 19 mars. — La motilité des jambes est peu marquée. Elle peut remuer les doigts mais ne peut tenir une plume pour écrire. Les muscles des mollets sont atrophiés. Les muscles des cuisses se contractent faiblement par l'action du courant faradique, ceux des jambes presque pas, même avec le courant le plus fort. Réflexes tendineux abolis. Sensibilité diminuée aux jambes. Engourdissements aux mains, mais pas aux bras.

Se plaint de douleurs à la partie inférieure du thorax. Pouls rapide et faible. Température au-dessus de 38°, par intervalle.

Urines foncées, 1,035, acides ; ni sucre, ni albumine. Contenant du sang et du pus.

21 *mars*. — Nuit agitée. — Délire jusqu'à ce matin. Très violent dans l'après-midi. Hallucinations dans la première moitié de la nuit.

24 *mars*. — Relâchement des sphincters depuis 2 jours.

1er *avril*. — La commissure labiale est tirée à gauche.

5 *avril*. — Délire. Douleurs thoraciques, comme si une voiture lui passait sur le corps.

Depuis, état stationnaire, alternativement consciente ou en collapsus avec cri plaintif. Ne peut remuer ses jambes qu'à l'aide des muscles de la cuisse. Ne peut mouvoir ses mains qu'à l'aide des muscles du bras.

L'atrophie est symétrique et porte sur les jambes et les pieds, ainsi que sur les avant-bras et les mains. Refuse de se nourrir. Déjections involontaires.

La face est déviée à gauche.

Pupille gauche plus grande mais toutes les deux réagissent à la lumière.

23 *avril*. — Meurt.

Autopsie. — Rien de particulier dans l'abdomen, la poitrine et le cerveau.

A la moelle la substance grise ne tranche pas avec netteté sur la substance blanche au niveau du renflement cervical.

Après durcissement dans l'alcool iodé puis dans l'acide chromique, puis encore dans l'alcool, la substance blanche paraît normale à tous les points de vue.

La substance grise a conservé sa conformation et sa symétrie, son tissu conjonctif est sain. Les vaisseaux sont sains en général, sauf quelques-uns par ci par là qui contiennent un nombre plus grand de globules.

Les lésions principales se trouvent dans les cellules des cornes antérieures, un grand nombre d'entre elles contiennent des vacuoles, de formé, nombre et grandeur variables. Le noyau était quelquefois présent même quand la cellule était transformée en une véritable éponge et il paraissait normal, mais dans d'autres cas, il était refoulé à la périphérie et quelquefois même il faisait défaut. La pigmentation n'était pas très changée. D'autres cellules s'étaient arrondies, avaient leurs ramifications brisées, leur noyau invisible, et leur protoplasma pâle et homogène. Elles étaient de beaucoup les moins nombreuses et ne s'observaient pas partout.

Pas de dégénérescence vitreuse. Le groupe externe était le plus atteint. Ces lésions étaient très prononcées aux niveaux des renflements *cervical et lombaire, peu marquées à la région dorsale,* et à la partie cervicale, portaient sur le gronpe externe et postérieur. En général, le groupe antérieur et interne était sain. La colonne de Clarke était saine.

Les cornes postérieures étaient intactes. Les muscles des jambes présentaient des signes de dégénérescence graisseuse.

OBSERVATION IX

Poliomyélite.

SCHÜLTZE. — *Archives de Virchow,* 1876. 6ᵉ fascicule, 8ᵉ partie, p. 128. Observation; *ibid.,* 1878, 7ᵉ fascicule, 3ᵉ partie, p. 443. Autopsie. — D'après P. BLOCQ. — *Bulletin médical,* 1890, nᵒ 32, p. 361.

B..., âgé de 42 ans, sans antécédents ni syphilis. On ne relève d'autre cause que le froid. Le 21 février au matin, il est pris de fièvre; l'après-midi, l'avant-bras gauche est paralysé, une heure après c'est le tour de la jambe droite. Le lendemain, tous les membres sont paralysés. Pas de douleurs. Temp. m. 38°,5, 39.

Le 23, la paralysie reste complète.

Le 24, 25, 26, la température oscille entre 38ᵘ et 39°. On observe de plus quelques troubles vésicaux et la formation d'une escarre.

Dès le 27 (6 jours après le début) la température redevient normale, la paralysie est encore généralisée mais plus accentuée aux membres inférieurs. Les réflexes rotuliens sont abolis. M. Erb put constater à ce moment la présence de la réaction de dégénérescence dans le jambier antérieur gauche.

7 mois après (août), on constate une paralysie atrophique: des muscles de la ceinture scapulaire gauche et du triceps brachial de ce côté, des muscles du dos, enfin de tous les muscles infé-rieurs.

Le membre supérieur droit est complètement indemne. Il existe de la réaction de dégénérescence (examen fait par Erb.) dans les muscles des jambes et de l'absence de contraction dans ceux des cuisses. Les réflexes tendineux sont abolis. La sensi-bilité intacte. Pas de troubles des sphincters, ni du décubitus.

Peu de temps avant la mort survenue 20 mois après, l'état des phénomènes nerveux était stationnaire.

Autopsie. — *Macroscopiquement.* — Au niveau du ren-flement cervical, la corne antérieure gauche est plus petite que la droite et est réduite au tiers de son volume. La substance grise est à cet endroit parsemée de points rougeâtres se distin-guant du reste de la corne. Au niveau de la moitié du renflement lombaire il existe un foyer tout à fait semblable siégeant dans les cornes antérieures de la substance grise. Les racines anté-rieures sont minces et grises dans ces deux régions. Il n'y a rien au bulbe ni à l'encéphale.

Examen histologique. — Dans les parties visiblement at-teintes on constate sur les pièces fraîches, des lésions de sclérose type. Sur les coupes (après durcissement) on voit : à la région lombaire une altération considérable des deux cornes antérieures. Les cellules ganglionnaires ont à peu près disparu sur toutes les coupes ou sont très réduites de nombre. De même les prolonge-ments du cylindraxe et les fibres nerveuses qui traversent la substance grise n'existent plus. Les cellules névrogliques sont plus abondantes et leurs prolongements sont épaissis. Il existe enfin des infiltrations nucléaires et des altérations vasculaires au même niveau. La substance grise des cornes postérieures et la substance blanche sont intactes. Dans la région dorsale et dans la région cervicale, il existe des lésions analogues de la substance grise des cornes antérieures plus prononcées à gauche qu'à droite. Il existe en somme une sclérose très prononcée, avec atrophie cellulaire des cornes antérieures de la substance grise plus accusée dans les régions correspondant aux membres atteints pendant la vie.

Observation X

Poliomyélite.

Friedlander. — *Virchow's arch.*, 1882, t. LXXXVIII, p. 84, traduction du Dr Robesco.

A..., ferblantier, 21 ans, jouissant d'une bonne santé et grand travailleur. Pris le 10 mai 1873, *sans cause* d'une *épistaxis* qui se répéta les jours suivants. Il en est très affaibli et a des *sueurs nocturnes*. Ayant chaud la nuit il ouvre sa fenêtre et prend froid. Le lendemain, il se réveille *paraplégié*, la *sensibilité est abolie*. Il entre à l'hôpital ; plus tard la *sensibilité réapparaît* mais la paralysie motrice persiste, sauf à la cuisse gauche où quelques mouvements deviennent possibles. Il présente la réaction de dégénérescence.

Il quitte l'hôpital deux ans après (1875), marchant avec des béquilles, puis état stationnaire.

En 1878, commence à tousser, devient tuberculeux. Le 11 mai 1879 entre à l'hôpital avec des signes de phtisie pulmonaire avancée. Œdème et ictère. A ce moment les muscles de la face, des extrémités de la jambe et du tronc fonctionnent bien, les sphincters sont intacts. Les jambes très œdématiées sont immobiles. Les orteils seuls peuvent se mouvoir. Absense des réflexes. Réaction de dégénérescence dans tous les muscles, sauf dans les extenseurs des orteils. La sensibilité est intacte. 7 jours après il meurt.

Autopsie. — Phtisie pulmonaire. Cirrhose du foie. Les muscles des jambes étaient gris jaunâtre et très atrophiés. Ceux de la cuisse étaient rouges.

Les nerfs sciatiques sont sains. Les racines antérieures des nerfs lombaires étaient atrophiées et colorées en rouge, lésions égales des deux côtés, toutes les racines antérieures des nerfs lombaires ainsi que ceux des intercostaux sont dégénérées. Les racines postérieures sont blanches et saines, de même au niveau de la poitrine et du cou.

A l'œil nu, rien du côté de la moelle; après durcissement, on observe à l'œil nu dans la moelle lombaire une coloration plus foncée des cornes antérieures en même temps que leur atrophie.

Au microscope. — Les cellules ganglionnaires sont détruites et remplacées par un tissu de sclérose avec prolongement dans les racines antérieures de la moelle lombaire. Les parties médianes et latérales ne contiennent plus de cellules nerveuses, les cornes antérieures forment une masse traversée par des vaisseaux, ces lésions des cornes antérieures se retrouvent dans toute la hauteur de la moelle lombaire et dorsale, les cellules de Clarke sont normales, la partie supérieure de la moelle dorsale est intacte. La moelle cervicale présente une certaine atrophie de la corne antérieure gauche portant surtout sur le côté externe, le nombre des cellules nerveuses était diminué, mais il n'y en avait pas de dégénérées; la motilité des muscles du bras correspondant était conservée.

(Le malade s'en serait aperçu facilement puisqu'il travaillait à faire des cigarettes).

Il y avait diminution du nombre de cylindraxes dans les nerfs sciatiques, la forme circulaire des faisceaux nerveux était conservée, bien qu'ils ne fussent pas remplis partout comme à l'état normal, il y avait des trous plus ou moins grands à la coupe.

Dans toutes ces observations, on relève des lésions

portant sur les cornes antérieures de la moelle, locali-
sées à ce niveau avec intégrité des autres parties. La nature
ture des lésions est différente suivant leur degré d'ancien-
neté. Au début ce sont des lésions actives d'artérite infectieuse et de ramollissement, plus tard de sclérose. En
effet, en résumant les observations précédentes : Rissler
(Obs. IV) a trouvé, 6 jours après le début de la paralysie,
les cornes antérieures de la moelle lombaire colorées en
rouge (fortement congestionnées), elles se détachaient
nettement sur les coupes, l'hyperémie était surtout marquée dans les parties externes des cornes antérieures,
pas d'hémorragies, partout ailleurs c'était normal.

Williamson (Obs. VII) 5 semaines après, constate à
l'œil nu que les cornes antérieures présentent des foyers
de colorations plus foncée au niveau des renflements
de la moelle ; au microscope, les lésions ne portent que
sur les cornes antérieures, surtout à leur partie externe.
Ces lésions consistent en infiltrations de la substance
grise des cornes antérieures par des cellules rondes,
très nombreuses et très rapprochées les unes des autres
contenant un noyau plus ou moins arrondi. Elles sont
du volume des globules blancs et se colorent en noir
par l'acide osmique. A la périphérie de cette masse de
cellules on observe un grand nombre de capillaires dilatés ; pas d'hémorragies. Les cellules nerveuses ont disparu à ce niveau qui correspond aux groupes latéraux
antérieur et postérieur. Les cellules de la face interne
des cornes antérieures sont visibles ; quelques-unes
sont normales mais la plupart ont perdu leur prolongement. La substance blanche est normale, sauf tout contre

la partie externe des cornes antérieures où quelques
fibres sont rompues. Les racines antérieures présentent
beaucoup de cylindraxes dégénérés et sont infiltrées de
cellules rondes. Les nerfs sciatiques présentent des
cylindraxes dégénérés.

Edes (Obs. VIII), 6 semaines après, a trouvé que :
à l'état frais la substance grise ne tranche pas nettement
sur la substance blanche au renflement cervical. Après
durcissement, la substance grise a conservé sa conformation et sa symétrie, son tissu conjonctif est sain. Les
vaisseaux sont dilatés, les cellules des cornes antérieures contiennent des vacuoles, de forme, nombre et
grandeur variables, parfois elles ont conservé leur
noyau qui est refoulé à la périphérie ; d'autres cellules
se sont arrondies, ont leurs ramifications brisées, leur
noyau invisible et leur protoplasma pâle et homogène.
Le groupe antéro-externe était le plus atteint. Les autres
parties sont saines.

Schultze (Obs. IX), 20 mois après, a trouvé l'atrophie
de la corne antérieure lésée. Elle est réduite au tiers de
son volume. Il en est de même des racines antérieures,
sur des coupes fraîches : sclérose type ; après durcissement, altération considérable des cornes antérieures ;
les cellules motrices ont à peu près toutes disparu ou
bien sont très réduites de nombre. Les prolongements et
cylindraxes qui traversent la substance grise n'existent
plus. Les cellules névrogliques sont plus abondantes et
leurs prolongements épaissis. Il existe des infiltrations
nucléaires et des altérations vasculaires ; toutes les
autres parties sont saines.

Friendlander (Obs. X), six ans après, découvre l'atrophie des racines antérieures et des cornes antérieures. Ces dernières sont plus colorées. Dans les cornes antérieures les cellules motrices sont détruites ou diminuées de nombre et remplacées par un tissu de sclérose qui se prolonge dans les racines antérieures. La substance grise, à ce niveau, présente une masse de tissu traversée par des vaisseaux sans cellules nerveuses. Dans les nerfs, le nombre des cylindraxes est diminué.

Il ressort nettement de l'analyse de ces autopsies qu'au début ce sont des troubles vasculaires (vasodilatation sans hémorragie, c'est-à-dire des foyers de congestion) localisés dans les cornes antérieures et de préférence dans leur moitié externe et antérieure : c'est ce que nous montre le cas de Rissler. Avec le cas de Edes, on assiste à la dégénérescence des cellules motrices. Williamson confirme la vasodilatation, avec diapédèse, sans hémorragie. Il met, en outre, en évidence la destruction des cellules nerveuses motrices, avec dégénérescence consécutive des cylindraxes qu'il suit à travers les racines antérieures jusque dans les nerfs.

Nous pourrions citer, de plus, les deux *nécropsies*, faites par Caverley (1), *d'un cheval* et *d'une poule* (qui avaient été atteints de paralysie au cours d'une même épidémie de poliomyélite et de polynévrite qui frappait simultanément les humains et les animaux). Il a rencontré dans la moelle de ces deux êtres des foyers de

____

(1) *Journal of the American med. Assoc.*, vol. 26, n° 1, 1896.

ramollissement aigus limités aux cornes antérieures.
Ballet et Lebon (1) ont pu reproduire les lésions expérimentalement, en injectant du staphylocoque pur dans
la veine de l'oreille d'un lapin. Ils virent survenir une
paralysie du membre inférieur gauche. « A l'autopsie,
disent-ils (2), nous trouvâmes un foyer de myélite loca-
lisé dans la corne antérieure du renflement lombaire à
gauche. Ce foyer débordait sur le faisceau antéro-latéral
et surtout dans la zone radiculaire antérieure. Il corres-
pondait nettement aux territoires irrigués par les artères
radiculaires et ces artères, elles-mêmes, étaient nettement embolisées et leurs parois atteintes des lésions
connues d'artérites infectieuses. Autour d'elles, des cellules embryonnaires ou corps granuleux étaient en
abondance. Enfin l'altération des cellules grises, la raré-
faction des fibres blanches radiculaires complétaient la
ressemblance avec les lésions observées dans la « paralysie infantile » ; et nous pouvons ajouter dans la « paralysie de l'adulte (3) ».

Plus tard, les lésions actives font place au tissu cica-
triciel. C'est alors que Schultze nous montre la sclérose
des cornes antérieures avec leur atrophie considérable
et la disparition des cellules motrices. Friedlander vient
le confirmer. Il prouve, en sus, que l'atrophie envahit les
racines antérieures et qu'elle se poursuit dans les nerfs.

---

(1) Déjà cité « Des Myélites expérimentales ». Paris, 1898. O. Doin,
éditeur.

(2) Leçon inédite de M. Ballet, à l'hôpital Saint-Antoine, février 1897.

(3) Obs. de Williamson (lésions identiques)..

On peut donc conclure que la poliomyélite existe chez l'adulte, tout comme chez l'enfant et que certains au moins des cas décrits par Duchenne comme appartenant à la paralysie spinale aiguë, « relèvent, en réalité, d'une lésion spinale. Il convient de les réunir avec Kussmaül, Ballet(1) et autres sous une seule et même dénomination de « poliomyélite antérieure aiguë ».

Par conséquent, l'anatomie pathologique, confirme pleinement les données de la clinique et, en même temps, notre manière de voir. Aujourd'hui, il est incontestable que le « syndrome paralysie spinale aiguë de l'adulte » n'évolue différemment que parce que deux lésions différentes peuvent lui donner naissance. Ces deux lésions ne se réduisant pas à une question de quantité, comme on l'avait pensé, mais à une question de qualité : dans un cas, c'est la cellule motrice qui est primitivement atteinte, dans l'autre, c'est uniquement le cylindraxe.

---

(1) Leçon, déjà citée, inédite.

ÉTIOLOGIE ET PATHOGÉNIE

Quelles sont maintenant les causes de ces lésions
et de leur localisation ?

L'origine infectieuse de ces lésions ne fait aucun
doute. Leur début, presque toujours fébrile avec phénomènes généraux, indique clairement qu'il s'agit là
d'une infection microbienne. En outre, la nature des
lésions anatomiques du début de la paralysie, où nous
saisissons sur le vif le processus des artérites infectieuses, nous édifie complètement, bien qu'on n'ait pas
encore trouvé de microbes dans le foyer des lésions. Il
en est de même pour les polynévrites fébriles ou non
qui nous occupent ici.

C'est ainsi que Colmar (1848), Cordier (1887), Lejars
(1890), Medin (1890), Caverley (1894) (1), Macphail
(1895) (2), Hammond (1895), et bien d'autres encore,
signalent des épidémies de poliomyélites et de polynévrites, soit simultanées soit séparées.

---

(1) Plus de 130 cas sans autopsie humaine, malheureusement. *Médical
Record*, 4 décembre 1894.

(2) *Med. News*, 8 décembre 1894.

Observation XI

Prise des 10 cas de polynévrite infantile, publiés par HAMMOND
et traduit par le Dr EDWARDS.

(Cas III)

Medical Record, 9 novembre 1895, p. 656.

Francis P.., 9, Grand street, Bridge-port, 14 mars.

Antécédents héréditaires. — Père alcoolique, pas de syphilis,
enfant de bonne santé.

Le 3o mars. — Assiste à une revue dans sa voiture ; dans la
nuit, il est agité et dort très mal, la mère attribue cela à ses dents.
(3 ou 4 jours auparavant, l'enfant était tombé du lit sans s'être
fait mal). Le lendemain, la main droite est paralysée, puis la
gauche, enfin les 2 jambes.

Le 2 juin. — Sa température était de 38°,5 environ, son pouls
de 127, respiration 38. Hyperesthésie, douleurs par les mouvements. Réflexes abolis, poignets et pieds tombants, excitation faradique abolie. Muscles paralysés se contractant légèrement par
un fort courant galvanique. Pendant 24 jours, état stationnaire
puis amélioration dans le membre supérieur droit, jambes
gauche et droite, la douleur était très vive surtout la nuit.
L'enfant guérit complètement.

Laveran en a observé fréquemment chez des paludi-
ques. Il n'hésite pas d'en attribuer la cause à la Malaria.
Il publie 10 observations de « p. s. aiguë de l'adulte »
dont les unes nous paraissent être des polynévrites et
les autres des poliomyélites. En voici une :

Observation XII

Prise des 10 cas, publiés par Laveran.

Médecine moderne, 1892, p. 186, n° 13, obs. V.

Gui..., âgé de 27 ans, soldat dans l'infanterie de marine, entre au Val-de-Grâce en septembre 1887. Cultivateur avant son incorporation, santé excellente jusqu'en 1884, à ce moment contracte la fièvre intermittente, au Tonkin, et à plusieurs reprises soumis au traitement quinique.

En septembre 1884, fièvre reparut et dura 5 ou 6 jours, en même temps les 4 membres s'affaiblirent rapidement et en quelques jours la paralysie devint presque complète ; le bras gauche pouvait seul exécuter encore quelques mouvements, pas de troubles de la sensibilité, ni des sphincters, pas d'escarres.

Le malade n'avait subi aucun refroidissement.

La paralysie rétrocéda au bout de quelques jours et se limita aux membres supérieur droit et inférieur gauche ; en même temps elle s'accompagnait d'atrophie musculaire qui atteignait à un degré variable la plupart des muscles des membres (supérieur droit et inférieur gauche).

Depuis lors l'état est stationnaire. Les muscles de l'épaule sont peu atrophiés ; au bras l'atrophie porte surtout sur le triceps. Les muscles de la main sont très atrophiés ; l'éminence thénar a disparu ; pas de déformation en griffe.

L'atrophie du membre inférieur gauche est encore plus marquée qu'au bras droit. Elle porte sur tous les muscles, n'a pas entraîné de déformation autre que la diminution du volume du membre ; le malade marche en s'appuyant sur le membre inférieur droit, se fatigue très vite.

La sensibilité est conservée partout.

Les viscères sont normaux, la fièvre palustre n'a pas reparu depuis qu'il a quitté le Tonkin, c'est-à-dire depuis 1885.

L'emploi de l'électricité n'a produit aucune amélioration.

Remarque. — Il s'agit plus que probablement ici d'une poliomyélite.

On n'a jamais trouvé de microbe spécifique. D'ailleurs le « syndrome p. s. aiguë de l'adulte » s'est montré souvent au cours d'épidémies les plus diverses de rougeole, de scarlatine, de fièvre typhoïde, d'influenza, etc. Cependant dans l'épidémie signalée par Macphail et par Caverley on n'a pu trouver aucune maladie autre que poliomyélite ou polynévrite.

Différents auteurs ont trouvé le bacille de l'influenza, le pneumocoque, l'hématozoaire de Laveran dans le sang des malades.

Nous avons vu que MM. Ballet et Lebon (1) ont reproduit expérimentalement les lésions de poliomyélite avec du staphylocoque. Il semble donc qu'il ne doive pas y avoir de microbe spécifique et que l'infection peut-être soit primitive soit secondaire.

La syphilis, la tuberculose, le rhumatisme, si souvent invoqués, ne semblent pas devoir donner lieu au « syndrome p. s. aiguë ».

L'étiologie infectieuse ne saurait faire de doute, elle est démontrée surabondamment.

Les microbes agissent soit directement, soit par leurs toxines. Ils créent les lésions d'artérites qui détermi-

---

(1) Leçon de Ballet, inédite, février 1897.

nent secondairement la destruction de la substance nerveuse des cornes antérieures de la moelle par suite du défaut d'irrigation sanguine collatérale (1). Voilà pour les lésions de poliomyélite.

Quant à celles de polynévrite, la pathogénie est encore obscure, mais il est probable qu'il s'agit encore de névrite interstitielle par le même processus de l'artérite, et que le cylindraxe est détruit secondairement.

L'infection est-elle la seule cause en jeu ? Il semble que oui. Le froid, si souvent invoqué, la chaleur, les traumatisme, le surmenage, ne semblent guère agir que comme causes occasionnelles.

La prédisposition est incontestable et l'alcoolisme, les intoxications, les infections précédentes, la prédisposition héréditaire névropathique, en diminuant la résistance de la cellule nerveuse et de son cylindraxe, ne font que contribuer à préparer un terrain favorable à l'éclosion de la maladie.

L'âge et le sexe sont peu importants.

---

(1) *a*. BALLET. Fait expérimental déjà cité.

b. MARIE. Leçons sur les mal. nerveuses. Paris, 1892.

PRONOSTIC

Le « syndrome, paralysie spinale aiguë de l'adulte » a donc un pronostic variable ; grave dans un cas, bénin dans l'autre. Si les deux lésions auxquelles il correspond sont graves pendant la période d'*invasion* pour la raison que l'on ne peut prévoir où s'arrêtera le processus morbide qui peut frapper les muscles de la respiration et causer la mort (comme en témoignent le cas de Pitres et Vaillard pour la polynévrite, et celui de Rissler (Obs. IV) pour la poliomyélite), elles présentent dans la suite un avenir différent dans chaque cas. Sombre est celui de la poliomyélite, non pas quant à la vie du malade, mais du moins par suite de l'impotence fonctionnelle définitive et incurable qui en résulte. La polynévrite, au contraire, guérit complètement dans la très grande majorité des cas. — Le pronostic de la durée de l'affection est très variable dans chaque cas, mais tandis que la guérison s'obtient en 5, 6, 10 mois et davantage dans la polynévrite, l'amélioration cesse complètement de continuer après un an dans la poliomyélite. La récidive peut s'observer dans les deux lésions (Obs. I, XVIII). Elle est plus fréquente dans la polynévrite.

Il est par conséquent important de savoir si l'on est en présence d'une poliomyélite ou d'une polynévrite. C'est pourquoi il faudra s'efforcer d'en faire le diagnostic le plus tôt possible.

DIAGNOSTIC

Tout d'abord, avant de chercher à localiser la lésion dès qu'on se trouvera en présence d'un malade qui semblera présenter le « syndrome paralysie spinale aiguë de l'adulte », il faudra se demander si l'on est bien en présence de cette entité clinique. Il sera facile d'éliminer toutes les affections chroniques de la moelle, des nerfs ou même des muscles. — L'*hématolyélie* débute brusquement, sans fièvre, mais par contre les troubles de la sensibilité et des sphincters ne manquent jamais. La *paralysie générale spinale diffuse* s'accompagne de troubles des sphincters et d'escarre sacrée qui se développe rapidement. — La *maladie de Landry* est progressive, frappe successivement un grand nombre de muscles et atteint rapidement ceux de la respiration et du cœur, causant la mort en assez peu de temps. Les *myélites* aiguës s'accompagnent de troubles de la sensibilité et des sphincters et de la formation d'escarres. Les *polynévrites* se distingueront surtout par la présence de troubles de la sensibilité objective.

La *méningite cérébrospinale* s'accompagne de contractures et de raideur de la nuque, de troubles de la sensibilité, des sens et des sphincters.

Les *amyotrophies myélopathiques* se reconnaîtront à leur caractère progressif; enfin avant la période paralytique le diagnostic est impossible. Il s'agit surtout d'infection générale de l'organisme.

Mais toutes les fois que l'on se trouvera en présence d'un malade paralysé d'un ou plusieurs membres ; que la paralysie aura débuté rapidement avec ou sans prodromes ; aura frappé dès le début un grand nombre de muscles, que la paralysie est flasque avec abolition des réflexes ; sans troubles *notables* de la sensibilité et des sphincters; que la paralysie n'aura pas un caractère progressif, que quelques jours après, 6, 8, 10, 15 ou même 3 à 4 semaines la motilité aura réapparu dans certains muscles en même temps que l'atrophie dans d'autres; que dès le début les réactions électriques auront été affaiblies puis abolies dans les muscles paralysés, on pourra avec certitude diagnostiquer le « syndrome paralysie spinale aiguë » .

Sera-t-il possible de préciser la localisation de la lésion?

Pour cela, ni l'étiologie, ni la pathogénie ne peuvent nous être d'aucun secours. Nous avons vu précédemment dans la description du « syndrome » qu'à la première période tous les signes, invoqués en faveur de l'une ou de l'autre des localisations, pouvaient se rencontrer intervertis.

Le diagnostic ne peut se faire, en conséquence, que par l'évolution de la maladie. C'est par la persistance de certains signes ou l'apparition tardive de certains autres, la durée, la marche ou enfin la terminaison que l'on sera en droit d'affirmer que l'on a affaire à une poliomyélite ou à une polynévrite.

Il n'est heureusement pas toujours ainsi et il est des cas où l'on peut avoir plus de présomption en faveur de l'une ou de l'autre des localisations.

Voyons quels sont les signes de présomption qui peuvent nous permettre d'arriver à un diagnostic plus ou moins précis.

Il en est de deux sortes. Les uns sont communs aux deux affections, en ce sens qu'ils s'observent aussi fréquemment dans l'une que dans l'autre. Les autres se rencontrent le plus souvent dans l'une des deux lésions tout en pouvant exister quelquefois dans l'autre.

Les signes communs aux deux affections sont:

La paralysie, l'abolition des réflexes, l'atrophie musculaire, la réaction de dégénérescence, l'intégrité des sphincters. Ils ne nous sont d'aucune utilité ici.

En faveur de la polynévrite, on relève le strabisme, la paralysie faciale périphérique, les paralysies oculaires, des muscles des mains, des pieds, des extenseurs, les troubles de la sensibilité objective, les douleurs persistantes, fortes, paroxystiques le long des nerfs et des muscles (spontanées ou à la pression), la moindre diminution des réactions électriques, enfin la rapidité relative de l'amélioration et la guérison.

La poliomyélite s'accompagne plus souvent de délire, de convulsions, de douleurs rachialgiques, d'absences de troubles de la sensibilité objective ou subjective, d'une paralysie plus brusque, atteignant son apogée plus rapidement (quelques heures), plus complète, d'atrophie plus marquée, de réactions électriques plus altérées dès le début, d'amélioration plus lente à se produire et de guérison incomplète avec persistance de la paralysie dans certains muscles et d'altérations trophiques long-temps après.

Comme on le voit, le diagnostic de la localisation ne pourra guère se faire qu'à l'aide de nuances et de signes de présomption ; c'est en en recueillant le plus grand nombre possible, les discutant et les groupant que l'on arrivera quelquefois à établir une forte probabilité en faveur de la polyomélite ou de la polynévrite, pendant le cours de la maladie. Mais, nous le répétons, dans la grande majorité des cas, le diagnostic de la lésion reste hésitant jusqu'au jour où la maladie entre dans la période de la réparation des muscles atrophiés et considérés comme perdus.

C'est alors que la rapidité de l'amélioration, le retour des réactions électriques et des réflexes, la persistance des douleurs sur le trajet des nerfs et les crampes dans les muscles, enfin la guérison complète feront dire que c'était une polynévrite. Ou bien l'accentuation de l'atrophie dans certains muscles, surtout dans un groupe synergique, la disparition des douleurs ou des troubles de la sensibilité, le retour moins rapide de la motilité, des réflexes, des réactions électriques et enfin l'impotence définitive de certains muscles, mettront en évidence la poliomyélite.

TRAITEMENT

Si le retard du diagnostic de la lésion pourra embarrasser le praticien, lorsqu'il sera sollicité par le malade d'établir un pronostic, il n'en sera pas de même pour constituer le traitement qui dans les deux cas est le même.

Il devra soutenir les forces du malade par une alimentation et une médication appropriées, faire de la révulsion par des pointes de feu sur le rachis, s'il y a des douleurs vives à ce niveau, par le chlorure de méthyle sur le trajet des nerfs s'il y a des douleurs térébrantes.

L'ergot de seigle à l'intérieur, s'il y a une tendance aux hémorragies, ce que l'on reconnaîtra aux érythèmes ou pétéchies qui se montrent du côté de la peau ou aux épistaxis répétés. Plus tard le massage, les frictions, les mouvements et l'électricité complètent le traitement.

Observation XIII

Poliomyélite.

Raymond. — *Clinique des maladies du système nerveux*, t. II, p. 410.

Homme, âgé de 23 ans. Entré le 12 novembre 1895. Cultivateur.

Pas d'antécédents neuropathiques héréditaires.

Antécédents personnels. — Né à terme. Marche à 15 mois. Rougeole à 5 ans. Se plaignait souvent de douleurs musculaires et articulaires vagues qui ne l'ont jamais contraint à s'aliter.

2 ou 3 mois avant le début de la maladie actuelle, il a souffert de douleurs à l'épaule, qui ne l'empêchèrent pas de travailler. Ce malade attribue la cause de ces douleurs à l'habitude de se coucher sur la terre humide pour se reposer et même pour dormir.

En juin et juillet 1895, *malaises généraux,* difficile à définir, s'accompagnant quelquefois de *vomissements.*

D'après le malade, l'affection actuelle remonterait à la fin d'août 1895.

En effet, le 27 août, pris *subitement,* en pleine santé apparente, d'un *frisson,* accompagné de *fièvre* et de *faiblesse générale,* d'autres frissons surviennent à intervalles assez rapprochés durant 2 heures environ.

Cependant, il accompagne tout de même un de ses parents à la chasse. Il s'en revint pour déjeuner ayant grand'*soif, sans appétit.* Il s'en retourne à la chasse et quelques heures après éprouve subitement de violentes *douleurs dans le rachis,* surtout à la région lombaire. En même temps, *envie irrésistible de dormir.* Quelques heures plus tard, de retour à son domicile, il est épuisé par la fatigue et les souffrances et en proie à des *maux de tête* très violents. Il se couche sans dîner. Le contact du lit et les mouvements de la tête et du tronc rendent la douleur rachidienne insupportable.

Le lendemain matin, vers 4 heures, se lève (comme dans un rêve) pour manger un peu. Sans trop se rendre compte de ce qu'il faisait il retourna à la chasse, mais 2 heures après, s'en revient à bout de force et vaincu par les *douleurs rachialgiques.* La *fièvre* se ralluma. Le soir, son *membre supérieur gauche* est *faible* et pris de *tremblements* en voulant saisir un verre. La nuit est mauvaise, sans sommeil, par suite de douleurs. Vers 3 heures du matin, quitte le lit, mais sa *jambe droite fléchit* et le malade *tombe* sur les genoux. Il peut se relever et gagne son lit, mais il n'est pas encore paralysé.

A 7 heures, nouvel essai de sortir du lit, màis cette fois le *membre inférieur droit est paralysé* ainsi que le *membre supérieur gauche* et depuis il est resté au lit 6 à 8 semaines.

Pendant la semaine qui a suivi, *fièvre* avec *sueurs profuses*. Température interne 41°,5 le soir. Il a eu pendant 24 heures de la *rétention d'urine* qui a disparu spontanément et ne s'est plus reproduite.

Ces *douleurs rachialgiques* ont persisté, puis se sont atténuées graduellement. *Douleurs* vagues dans les membres, surtout aux cuisses.

Le *membre supérieur gauche et inférieur droit paralysés complètement* et presque totalement, seuls quelques légers mouvements des orteils et des doigts conservés.

La *sensibilité était intacte* partout. Sensation de froid aux pieds et fortement constipé, n'allait à la selle que tous les 5 à 10 jours avec lavement ou purgatif.

2ᵉ semaine. — Fièvre disparaît ainsi que sueurs profuses. Appétit revient. Mémoire diminuée et sujet à des éblouissements.

6 à 8 semaines après le début. — Les mouvements reviennent plus faciles dans les doigts de la main gauche, puis toute la main recouvre sa motilité. En même temps la cuisse droite peut exécuter quelques mouvements. Douleurs rachialgiques ont disparu.

La motilité a été en s'améliorant en même temps que les membres paralysés se sont mis à maigrir.

En décembre 1895. — La marche est possible avec des béquilles.

Depuis, l'état de la jambe est stationnaire, tandis que celui du membre supérieur gauche a été s'améliorant. Les mouvements forcés déterminaient des crampes.

Depuis son entrée, novembre 1895, jusqu'à présent (22 mai 1896) son état ne s'est guère modifié.

Il lui reste une paralysie croisée du membre supérieur gauche et du membre inférieur droit. Paralysie flasque, compliquée d'atrophie.

Membre inférieur droit. — Paralysie à peu près complète, quelques mouvements à peine possibles avec la cuisse et les orteils. Le réflexe rotulien est aboli. Pas de trouble de la sensibilité. Pas de douleurs (spontanées ou provoquées).

Atrophie musculaire considérale, plus prononcée à la cuisse. Abaissement température locale de 3 degrés.

Pied froid, violacé, fait contraste avec celui du côté gauche.

Membre supérieur gauche. — Paralysie moins acccusée qu'au membre inférieur droit. Les mouvements d'abduction sont impossibles.

Le mouvement d'élévation en avant du bras est limité, sous l'influence du pectoral seulement. Le même mouvement impossible si la main est en supination.

L'élévation du bras en arrière est impossible. Quand l'avant-bras est en extension, la pronation est possible mais pas la supination.

La flexion de l'avant-bras sur le bras est impossible. L'extension se fait avec force quand la main est en pronation.

Les mouvements du poignet et des doigts sont conservés. Au dynamomètre, la main droite donne 43, la gauche 20.

L'atrophie porte surtout sur le deltoïde et les muscles scapulaires. Le bras et l'avant-bras sont très atrophiés.

Pas de tremblements fibrillaires, mais crampes. Pas de trouble circulatoire ou thermique ou trophique.

Les autres parties du corps sont saines. Pas de troubles des sphinters.

Pas de troubles de la sensibilité ni sensoriel. État général bon. Viscères sain.

Examen électrique du 16 décembre 1895 et du 20 avril 1896. — Réaction de dégénérescence dans les muscles de la jambe droite et de la cuisse. Moins marquée au membre supérieur et à la ceinture scapullaire (surtout dans le groupe *Duchenne-Erb* et les 2 radiaux et légère dans les petits muscles de la main).

Observation XIV *(résumée)*.

Étude clinique sur les paralysies spinales aiguës de l'adulte.
Thèse de Sauge, obs. VI. Paris, 1881.

Françoise G..., 19 ans.

Antécédents héréditaires — Rien de particulier.

Antécédents personnels. — Varicelle à l'âge de 6 ans. Bien réglée depuis 15 ans. Pas d'hystérie.

10 *octobre.* — Pris froid en lavant. Déjeuna bien, mais aussitôt après fut prise de malaises qui ne durèrent pas. La nuit fut bonne, mais au réveil, 11 *octobre*, elle accusa un sentiment de chaleur violente et généralisée avec soif vive et anorexie. *Céphalalgie* occipitale. Pas de frissons, ni douleurs, ni faiblesse dans les membres. La nuit du 11 au 12 fut bonne, mais en se réveillant eut du vertige, des douleurs à tous les membres, avec peine à se tenir debout et elle vomit. La douleur de tête fut plus violente et les règles apparaissent. Dès lors la malade tombe dans un état de torpeur avec somnolence.

Le 14 octobre. — Prostration et fièvre augmentent, dans la nuit du 14 au 15, délire caractérisé par sentiment de frayeur. Céphalalgie intense, douleurs dans les membres. Langue et lèvres sèches.

15 *octobre.* — Engourdissement dans la main gauche.

16 *octobre.* — Paralysie du membre supérieur gauche complète. *Fièvre, délire. Douleurs* membre supérieur gauche.

Dans la nuit, paralysie complète de la jambe droite. Pas de trouble des sphincters.

Le corps est couvert de sueurs. Pas de troubles de l'intelligence, ni sensoriel. Pas de paralysie des nerfs crâniens. Douleur à la nuque. Viscères normaux. Température 38°. Pouls 120. Ni contractures, ni convulsions spasmodiques. Sensibilité intacte. Réflexes abolis. Les membres paralysés sont rouges et chauds.

Dans la nuit du 17 *au* 18. — Paralysie des autres membres (supérieur droit et inférieur gauche). Réflexes abolis. Sensibilité intacte. Température 39°.

20 *octobre.* — Plus de fièvre. Les muscles abdominaux sont affaiblis.

24 *octobre.* — Les douleurs ont cessé. La motilité reparaît. D'abord ce sont les mouvements d'extension des doigts de la main droite et des orteils de la jambe gauche.

26 *octobre.* — Légers mouvements de flexion dans les doigts de la main gauche. Les réflexes sont toujours abolis. Les jours suivants fortes douleurs dans les muscles paralysés spontanément ou sous l'influence d'une pression ou des mouvements provoqués. Sensibilité intacte.

L'atrophie porte surtout sur le membre supérieur gauche et inférieur droit.

En novembre. — L'atrophie est si forte que la saillie normale de l'épaule gauche et de l'éminence thénar ont disparu. Les espaces interosseux sont représentés par de fortes dépressions. Dans les autres membres la motilité revenait peu à peu.

20 *novembre.* — Le membre inférieur droit a recouvré tous ses mouvements. Les myalgies ont disparu.

30 *novembre.* — Le membre supérieur droit a recouvré les mouvements.

28 *février.* — L'amélioration s'accentue.

En septembre 1878. — La malade peut marcher et coudre, cependant elle présente une scoliose gauche. Elle steppe du pied droit, les autres membres sont guéris.

Le 17 *avril* 1879. — La plupart des muscles ont recouvré la santé. Les réactions électriques étaient affaiblis dès le début.

OBSERVATION XV *(résumée).*

Thèse de SAUGE, obs. VII.

Fotter, 22 ans, valet.

Rougeole et pneumonie dans l'enfance. Après avoir fauché

pieds nus sous la pluie' s'est refroidi. Le lendemain éprouve malaise général, douleurs aux jambes et aux épaules. Quelques heures après, fièvre et maux de tête.

Le lendemain, le membre supérieur gauche est entièrement paralysé.

Deux jours après, fièvre et douleurs cessent ainsi que le malaise général. Sphincters et sensibilité intacts. Quelques temps après, douleurs paroxystiques dans le membre paralysé. Un mois après, retour de la motilité d'abord dans les doigts, puis l'avant-bras. On constate alors atrophie considérable des extenseurs, moins marquée sur les fléchisseurs. Les espaces interosseux sont excavés et l'éminence thénar a disparu. Tout le membre est froid et cyanosé.

De tous les mouvements ceux de l'épaule sont le plus difficiles. 4 mois après, le malade peut élever les bras. On peut dès lors conclure à une guérison complète.

Observation XVI

Rosenthal. — *Maladie de la moelle.* — Obs. XXV, *Thèse* de Sauge.

Homme, 5o ans.

Refroidissements. Fièvre avec diarrhée. Quelques jours après, faiblesse des jambes, et 4 semaines plus tard, paralysie des 2 bras. La motilité revient 6 mois après. Les muscles ont conservé leur contractilité électrique pendant la paralysie bien que très faible. Guérison complète en 3 ans.

Observation XVII

Salomon. — *Berlin. klin. Wochens.*, 1877. — Obs. XXXVI, *Thèse* de Sauge.

Homme, 2o ans.

Coup de froid. Début par engourdissement dans les membres

inférieurs avec douleurs peu marquées. Paraplégie se produit
lentement. La motilité reparaît 1 mois après. Quelques temps
après, rechute de paralysie qui gagne de nouveau les membres
inférieurs. L'atrophie est surtout marquée sur les péroniers
latéraux et le jambier antérieur. On note quelques troubles pas-
sagers de la sensibilité cutanée à la plante du pied.

Observation XVIII

Petit fils. — *Thèse*, 1873. — *Thèse* de Sauge, Obs. 58.

Homme, 25 ans.

Antécédents, eczéma chronique. Cause inconnue. Début par
douleurs avec affaiblissements dans le membre inférieur ganche.

Paraplégie complète en 24 heures. Obtusion de la sensibilité.
2 mois après, retour de la motilité. Récidive 2 ans après : la paralysie frappe cette fois les membres supérieurs et inférieurs droits
et les muscles abdominaux. On observe des points anesthésiés
sur la cuisse gauche. Atrophie rapide des muscles dans les membres paralysés.

CONCLUSIONS

Il résulte de notre étude sur la « paralysie spinale aiguë de l'adulte » :

1° Que cette affection ne répond pas toujours à la même lésion anatomique ; qu'en conséquence, il faut la considérer, non pas comme une entité pathologique, mais comme un « syndrome » ;

2° Que ce « syndrome » correspond à la « poliomyélite antérieure aiguë de l'adulte » et à certaines formes de « polynévrite motrice aiguë.

BIBLIOGRAPHIE

REVUE ET RECTIFIÉE

Gilbert Ballet. — Leçons de clin. méd. Paris, 1897.

— Leçons inédites professées à l'hôpital Saint-Antoine, février 1897.

Vulpian. — Maladies du système nerveux, 1877.

Raymond. — Maladies du système nerveux, 1889.

— Leçons professées à la Salpêtrière, 1896.

Charcot. — Leçons professées à la Salpêtrière, 1890.

Hammond. — Maladies du système nerveux, 1895.

— *Médical Record,* 1895, vol. 48, n° 19.

Sauze. — *Thèse,* Paris, 1881.

Laveran. — *Médecine moderne,* 1892, n° 13.

Sterne. — *Thèse,* Nancy, 1891.

Caverley. — *The Journal of the American medic. Association,* 1896, vol. 26, n° 1.

Macphail. — *The Montreal medic. Journal,* 1895, vol. 23, p. 417 à 458.

Th. Buzzard. — On some forms of paralysis. *The Harveian lectures for,* 1885. Lond., 1886, Churchill, éditeur.

Schultze. — *Vischow's Archives,* 1876, t. LXVIII, p. 128, et t. LXXIII, p. 443.

Williamson. — *Medic. chron.,* septembre 1890.

Friedlander. — *Virchow's Archives,* 1882, t. LXXXVIII, p. 84.

Rissler. — *Nordiskt. medicin. Archiv.,* t. XX, n° 22. Obs. 3, 1888.

Macphail. — *Med. News,* 8 décembre 1894.

Déjerine. — *Archives de physiol.,* 1890, n° 2, 5ᵉ série, t. II, p. 248.

Leyden. — Ueber Poliomyelitis und Nevritis. 3ᵉ Congrès de méd. int. de Berlin, 1884.

— *Annales de la Charité,* 1880.

— *Zeitschr. für klin. méd.,* 1880.

R.-T. Edes. — *Boston med. Surg. Journ.,* 24 juillet 1879.

Sainton. — *France médicale,* 13 août 1879.

Babinski. — In traité de médecine, 1895, t. VI, p. 649.

Blocq. — *Bulletin médical,* 1890, n° 32, p. 361.

Marie. — Leçons sur les maladies de la moelle. Paris, 1892.

Gombault. — *Archives de physiol.,* 1873, p. 80 à 89.

Dʳ Drummond. — Transactions of the Northumberland et *Durham med. Sc.,* 1886.

Carey. — *Med. News,* 29 août 1896.

Revue de médecine, 1884.

Reformatski. — *Soc. med. de Kasan,* 15 février 1895.

Rosenberg. — *Thèse,* Heidelberg, 1890.

Moritz Meyer. — Die Electricitact in ihrer Anvendung an die practische medic. 3ᵉ Auflage. Berlin, 1868, p. 209.

Duchenne (de Boulogne). — Traité de l'électrisation localisée. Paris, 1872, p. 438.

Eichhorst. — *Virchow's Archives,* t. LXIX, fasc. 2, p. 265.

Schultze. — *Berlin. klin. Wochensch.,* 1883, n° 39, p. 593.

Immermann. — *Neurologisches Centralblatt,* 1885, n° 13, p. 304.

Westphal. — *Arch. für Psychiatrie und Nervenkr.,* 1876, t. VI, fasc. 3, p. 765.

Roth. — *Correspond. für schweiner Arzte,* 1883, n° 13.

Déjerine. — *Thèse,* Paris, 1878.

Strumpell. — *Archives für Psychiatrie,* 1883, t. XIV, fasc. 2, p. 339.

Vierordt. — *Ibid.,* 1883, t. 678.

Pitres et Vaillard. — *Archives de physiol.,* 1887, t. I, p. 149.

Nauwark et Barth. — *Zieglers Beiträge zur pathol. anat.,* t. VI, p. 1.

Mme Déjerine-Klumpke. — *Thèse,* Paris, 1889.

Eissenlohr. — *Deutsche med. Wochenschrift,* 1890, n° 38, p. 841.

Muller. — *Centralb. für die med. Wissenchaft,* 1880, n° 23.

CHARTRES. — IMPRIMERIE DURAND, RUE FULBERT.

9 782019 253073